HbA1cの読み方

数理糖尿病学のすすめ

著 田原保宏

日経メディカル

はじめに

数理糖尿病学というのは私が創成した、数学的な手法を用いて糖尿病を研究する分野のことです。このような研究を始めたのは、1990 年頃から HbA1c に関する臨床研究を開始したことにあります。当時、HbA1c の臨床的有用性はほぼ確立されていましたが、その生理学的振る舞いはきちんと解明されていませんでした。我々は、HbA1c の生成代謝機構をモデル化し、このモデルを数学的に解析するという方法で HbA1c と過去の血糖の関係などを明らかにしました。この成功をきっかけに HbA1c に関する多くの問題についての数学的研究を進める中で、次第に「数理糖尿病学」という領域が私の中で形成されていきました。

研究で得られた結果のうち、臨床で有用なものは日本糖尿病学会で発表してきましたが、最も大きな成果は、糖尿病に関するいろいろな問題が、「数理糖尿病学」という新しい考え方で研究できること自体にあります。

本書では数理糖尿病学の内容を、複雑な数学的表現を取り除き、できる限り基礎的な知識のみで理解できるように工夫してお伝えしていきます。また、本研究で得られた臨床で役立つ結果だけでなく、研究そのものの面白さをお伝えできればと考えています。

工学系研究者から医師へ

私は医学部に進学する前、1967 年に東京大学工学部応用物理系を卒業し、1972 年に大学院を修了しました。ここは今まで誰もしたことがない革新的かつ実用的な研究を手掛ける研究者を育成するという目的で1964年に開設された部門です。学生の間は、特定の専門を持たず、物理や数学など基礎的なことばかり勉強しました。大学院では実験物理学を専攻し、過去に行われた実験の再現から研究を始めました。金属の破壊に関する研究をしたのですが、データが集まってくると従来の説では説明できない未知の現象が出現し、必死にその現象の解明を目指しました。その結果、新しいモデルの構築と数学的解析に成功し、学位論文にまとめることができました。この時に初めてモデル化と数学的解析の方法を学びました。

大学院修了後、富士通研究所に就職しましたが、5年近くたった頃、親戚から「大阪大学に学士入学制度ができたので、医師になってみないか」という誘いを受けて受験したところ合格。学生生活は2度目でしたが、授業内容が面白く、直ちに医学に魅せられました。医学部卒業後は大阪大学の老年科に入局。大学では糖尿病専門医としての訓練を受けるとともに、グルカゴンに関する研究を行いました。その後、移籍した現在の病院でも、内科医兼糖尿病専門医として働きながら、HbA1cとグリコアルブミンの研究を行ってきました。工学部で得た知識はそのまま臨床と研究の双方にとても役立ちました。臨床医と研究者の両立で忙しい日々でしたが、研究をすることで臨床での疲れが癒され、私にとって研究はなくてはならないものになりました。

HbA1cに関する研究ー数理糖尿病学の始まり

HbA1cとグリコアルブミンに関する研究を始めたのは1990年頃です。HbA1cは現在では糖尿病の臨床において不可欠になっている検査ですが、当時は未解決の問題が多数残っていました。最たるものは、「HbA1c はいつの血糖を反映するか？」という最も基礎的な問題でした。

当時、大多数の文献には、「HbA1c は 1 カ月前の血糖を表す」と記載されていました。その根拠は、「HbA1c と過去の血糖の相関を調べると、1 カ月前の血糖と最もよく相関する」という観察結果でした。しかし、1 カ月前の血糖というのは何を意味するのでしょうか？ 1 カ月前のある 1 日の血糖なのか、それとも 1 カ月前の数日間を指すのか？ このような疑問に対するきちんとした答えのないまま、何となく「HbA1c は 1 カ月前の血糖を表す」とされていたのです。

ですが、私は HbA1c に関する記載に大きな疑問を抱きました。赤血球中のヘモグロビンは生成時には糖化されていませんが、血中を流れる間に同じく血中を流れるグルコースと次第に結合し、グリコヘモグロビンが生成されます。日々生成されたグリコヘモグロビンは次第に赤血球内に蓄積され、120 日後に赤血球の寿命が尽きると、赤血球と共に血中から除去されます。このようなグリコヘモグロビンの生成代謝機構を考えると、HbA1c は何らかの形で過去 120 日間の全血糖値を反映しているはずだからです。

HbA1c と血糖の関係について研究を進めるうちに、血中におけるグリコヘモグロビンの生成代謝に関する数学的モデルを構築することができ、このモデルを解析することにより、HbA1c と過去の血糖値の関係、HbA1c の動的変化などをきれいに説明することができました。このようにして、数理糖尿病学が始まりました。

数理糖尿病学とは？

最初に述べたように、数理糖尿病学は数学的な手法を用いて糖尿病を研究する分野です。一般的な臨床研究との違いを分かっていただくために、臨床医学における通常の研究と比較してみたいと思います。

通常の臨床研究は、

①患者さんのデータをできる限り多数集める
②統計学的解析を行い、その中に有意な関係を見つける
③有意な関係が見つかれば、その生理学的意義を検討する

という方法で行います。

通常の臨床研究はここで終わりですが、数理糖尿病学では、ここから新しい研究が始まります。それは、

①想定される生理学的モデルを組み立てる
②そのモデルを数学的に記載する（静的なモデルの場合は多くは1次式で近似します。動的なモデルの場合は微分方程式になります）
③臨床的条件に合わせて数式を解き、臨床データと比較する
④結果が臨床データと一致すれば研究は成功、一致しない場合は、モデルを修正し、同じ検討を繰り返す

という方法で研究を行うことです。数理糖尿病学の最大の特徴は定量的に検討することです。理工学系ではこのような研究方法は標準的な方法で、

私にとってはこれが普通の方法ですが、医学系では数学的解析を行う訓練がないので、なじみがないかもしれません。

疾患のモデル化と数学的解析という考え方は、糖尿病の診断や治療技術にも広く応用できる手法だと考えられます。数学的解析手法が求められる分野は医学全般に多数あると思われますので、読者の皆さんにこの手法の考え方を知っていただき、今後の研究に役立てていただければと思っています。

田原保宏

Contents

4章 高齢者の糖尿病の考え方

5章 日常診療で HbA1c を応用する

1章

HbA1cはいつの血糖を表すか？

HbA1c はいつの血糖を表すか？

「数理糖尿病学」の最初のテーマは、「HbA1c はいつの血糖を表すか？」という問題です。

HbA1c が糖尿病患者さんの血糖コントロール指標として極めて有用であることを最初に示したのは DCCT 研究[1)]でした。1993 年のこの研究の発表以後、HbA1c は糖尿病の臨床における最も重要な検査の 1 つとなり、糖尿病患者における血糖コントロール目標は HbA1c＜7%というのが世界的コンセンサスとなりました。しかし、最も基本的な「HbA1c はいつの血糖を表すか？」ということについて正確に分かっていませんでした。この問題は糖尿病の臨床にとって重要なだけでなく、「数理糖尿病学」にとってその創造と発展における最大の要因となりました[2)]。今回は、この問題に関する答えに加えて、数理糖尿病学的な考え方や解析の手法についても詳しく説明します。

HbA1c はいつの血糖を表すか？

1990 年頃の多くの文献には「HbA1c は 1 カ月前の血糖を表す」と記載されていました。文献によっては「HbA1c は過去 1 カ月の平均血糖を表す」とされていましたが、よく考えてみると、これらの説明には疑問が湧いてきます。

もし、「HbA1c が 1 カ月前の血糖を表す」のであれば、血糖値をどこかに 1 カ月間記憶させておく仕組みがあり、1 カ月後に順次提示されなければなりません。しかし、常識的に考えて血液中でこのようなことが起こるとは思えません。一方、後者の「HbA1cが過去1カ月の平均血糖を表す」という説明にも疑問があります。赤血球が生成されたその時点では、赤血球内のヘモグロビンにグルコースは全く結合していません。全身を循環する間に徐々に血中のグルコースと結合し、グリコヘモグロビンが生成されます。従って、HbA1cは何らかの平均的血糖を反映すると考えられます。赤血球寿命は120日ですから、4カ月の血糖を反映するはずであり、1カ月だけの平均というのには疑問があります。

このように、「HbA1cがいつの血糖を表すか？」についてはよく分かっていませんでした。最大の問題は「どのような研究をすれば明らかにできるか？」が分かっていないことでした。では、どのような研究をすればよいのでしょうか？

最初に思いつく方法は、患者さんのカルテから過去の血糖を調べ、HbA1cと過去の血糖の相関を調べるという方法です。HbA1cが実用化された頃、この方法で多くの研究が行われました。その結果、HbA1cは1カ月前の血糖と最もよく相関することが分かりました。この結果から「HbA1cは1カ月前の血糖を表す」と解釈されたわけです。この研究方法でいいのでしょうか？ あるいは、結果の解釈はこれでいいのでしょうか？

1 モデルで考える

理工系では研究を行う場合、モデルを構築し、そのモデルを用いて思考実験を行います。では、HbA1cに対しては、どのようなモデルを考え、どのような思考実験を行えばいいのでしょうか？ 我々が考えたのは、患者さんの血糖が階段状に改善した場合のHbA1cの変化を考えることでした。

当時の文献を詳しく調べると、**表1**のようにいろいろな記載があります。これらの4つのモデル(モデルA〜D)について、血糖が階段状に改善した場合にHbA1cがどのような変化をするかを考えてみましょう。

もしHbA1cが1ヵ月前の血糖を表すのであれば、**図1**モデルAのように、HbA1cは、治療開始後1カ月間は変化せず、1カ月後に急に低下し、それ以後は新しい定常値になると考えられます。

もしHbA1cが2カ月前の血糖を表すのであれば、**図1**モデルBのよ

表1 HbA1cはいつの血糖を表すか?

モデルA)	1カ月前の血糖を表す。
モデルB)	2カ月前の血糖を表す。
モデルC)	過去1カ月の平均血糖を表す。
モデルD)	過去2カ月の平均血糖を表す。

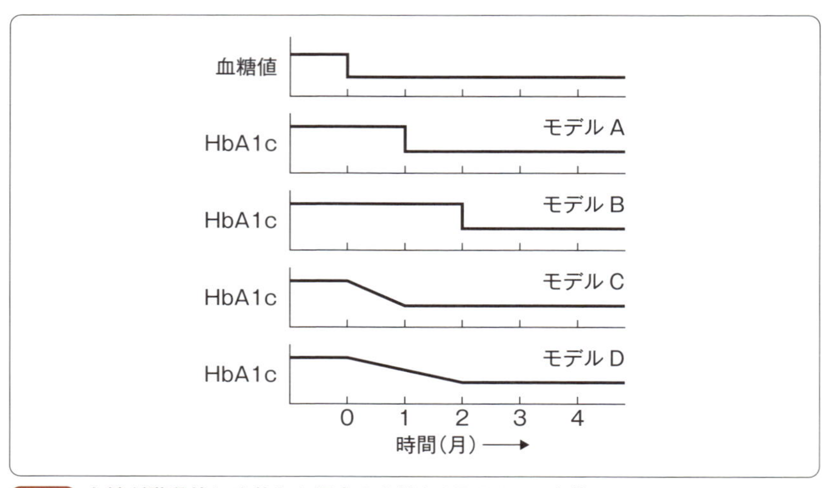

図1 血糖が階段状に改善した場合の血糖とHbA1cの変化

うに２カ月間は変化せず、２カ月後に急に低下し、それ以後は新しい定常値になります。

もし HbA1c が過去１カ月の平均血糖を表すのであれば、図１モデル C のように HbA1c は治療開始直後から徐々に低下し、１カ月後に新しい定常値に達し、それ以後は定常値になると考えられます。

同様に、HbA1c が過去２カ月の平均血糖を示すのであれば、図１モデル D のように HbA1c は治療開始後から徐々に低下し、２カ月後に新しい定常値に達し、それ以後は定常値になると考えられます。

2 臨床データと比較する

このようにいくつか想定されるモデルのうち、どれが正しいのでしょうか？　それを検討するには２つの方法があります。第１の方法は患者さんのデータと比較することです。第２の方法は、生理学的なメカニズムをきちんとモデル化し、定量的に解析する方法です。まず本節では第１の方法について検討します。

図２に、著明な高血糖で入院した２型糖尿病患者さんの空腹時血糖（FPG）と HbA1c の経過を示します。この症例の FPG は、入院時は 330mg/dL という高値でしたが、２週後には 110〜130mg/dL に低下し、以後は良好な状態が続いています。HbA1c は、入院時は 16.3％と高値でしたが、１カ月後 11.4％、２カ月後 8.4％、３カ月後 7.2％、４カ月後 6.4％と順調に低下し、以後は一定値を維持しています。すなわち、HbA1c は、治療開始後は急速に改善しますが、その後、低下速度が次第に減少し、４カ月で新しい値に収束しています。

このような HbA1c の変化を示すのはこの症例だけではありません。多数例をよく観察すると、血糖コントロールが急速に改善した症例では、必ずこの症例と同じパターンで HbA1c が低下します。従って、実際の HbA1c の変化は表 1 のどの説明とも一致しないことになります。面白いのは、HbA1c の改善には全体で 120 日(4 カ月)かかっていることです。赤血球寿命の 120 日ときちんと一致しています。

3 モデルを改善する

では一体、結局 HbA1c はいつの血糖を表すのでしょうか？ 上記の検討から考えると、HbA1c が 1～2 カ月前の血糖や過去の単純な平均血糖を表すというのではないようです。一方、患者さんの HbA1c の推移や赤血球寿命を考えると、HbA1c は過去 120 日間の何らかの平均的な血糖を表すと考えられます。そこで、HbA1c に対する過去の血糖の寄与率が各月で異なると考えてみましょう。図 3 に示すように、過去 4 カ月の各

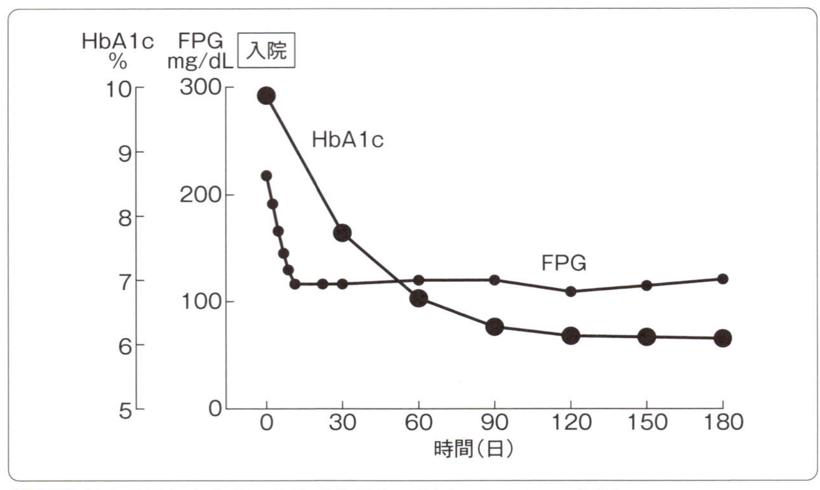

図2 教育入院した患者の空腹時血糖(FPG)と HbA1c の経過

月の平均血糖が G_1、G_2、G_3、G_4 であるとし、各月の HbA1c への寄与率が x_1%、x_2%、x_3%、x_4%であるとします。全体で 100%になるので、もちろん

$$x_1+x_2+x_3+x_4=100$$

となります。

このようにすると、HbA1c と血糖の関係は

$$\mathrm{HbA1c}=\beta\left(\frac{x_1}{100}G_1+\frac{x_2}{100}G_2+\frac{x_3}{100}G_3+\frac{x_4}{100}G_4\right)$$

と表すことができます。β は血糖と HbA1c の間の比例係数で、ヘモグロビン糖化係数（Hemoglobin Glycation Factor）と言います。

ここで、G_m を次のように定義します。

$$G_m=\frac{x_1}{100}G_1+\frac{x_2}{100}G_2+\frac{x_3}{100}G_3+\frac{x_4}{100}G_4$$

G_m は各月の平均血糖 G_1、G_2、G_3、G_4 に HbA1c に対する寄与率であ

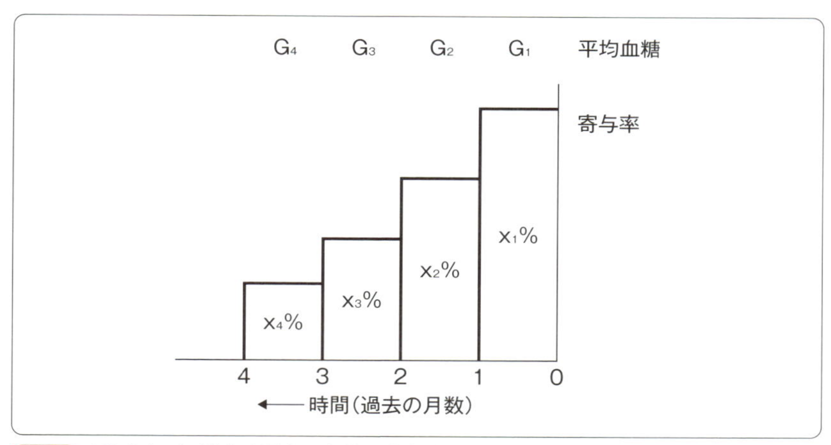

図3 HbA1c に対する過去の血糖の寄与率

る $x_1/100$、$x_2/100$、$x_3/100$、$x_4/100$ という重みを付けた平均値で、このような重みを付けた平均を加重平均と言います。

このようにすると、上式は

$$\mathrm{HbA1c} = \beta G_m$$

と書き換えられます。

このように式を書き換えた上で、図 4 上に示すように、血糖が G_B から G_A に階段状に変化した場合に HbA1c がどのように変化するかを計算しましょう。治療前と治療後 4 カ月目の HbA1c は

$$\mathrm{HbA1c(0\ Month)} = \beta G_B$$

$$\mathrm{HbA1c(4\ Month)} = \beta G_A$$

となります。治療開始前の時点では血糖値はずっと G_B だったはずなので、これにヘモグロビン糖化係数 β をかければいいわけです。治療後 4カ月目の HbA1c は、治療開始早々に血糖値は G_A に低下し、4 カ月維持されたので、この場合も β をかければ算出されます。

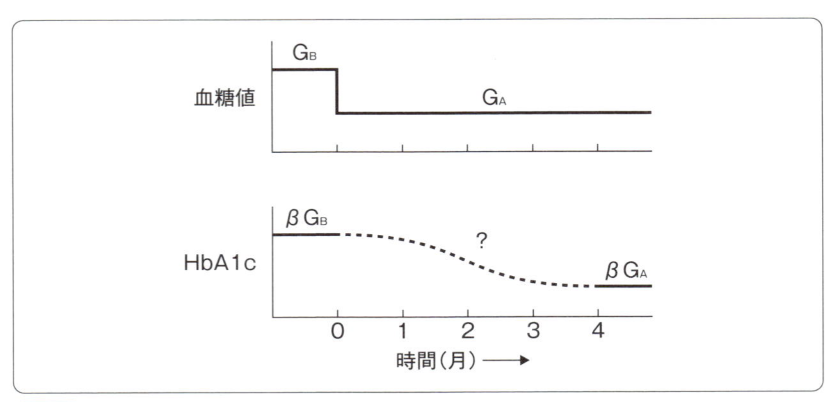

図 4 血糖が階段状に変化した時、HbA1c はどのように変化するか？

では、途中の HbA1c はどうなるのでしょうか？

まず、治療開始 1 カ月目の HbA1c を計算しましょう。1 カ月目の HbA1c を計算する場合、直前の 1 カ月の血糖は G_A、それ以前の血糖は G_B ですから

$$\mathrm{HbA1c(1\ Month)} = \beta\left(\frac{x_1}{100}G_A + \frac{x_2+x_3+x_4}{100}G_B\right)$$
$$= \beta G_B - \frac{x_1}{100}\Delta \mathrm{HbA1c}$$

と変換できます。ここで、ΔHbA1c は

$$\Delta \mathrm{HbA1c} = \beta(G_B - G_A)$$

で、HbA1c の治療開始から 4 カ月後の全改善量を意味します。

同様に、治療開始後 2 カ月、および 3 カ月の HbA1c は

$$\mathrm{HbA1c(2\ Month)} = \beta\left(\frac{x_1+x_2}{100}G_A + \frac{x_3+x_4}{100}G_B\right)$$
$$= \beta G_B - \frac{x_1+x_2}{100}\Delta \mathrm{HbA1c}$$
$$\mathrm{HbA1c(3\ Month)} = \beta\left(\frac{x_1+x_2+x_3}{100}G_A + \frac{x_4}{100}G_B\right)$$
$$= \beta G_B - \frac{x_1+x_2+x_3}{100}\Delta \mathrm{HbA1c}$$

となります。

従って、図 5 に示すように、HbA1c は最初の 1 カ月で全改善量のうちの x_1%が改善し、2 カ月目に x_2%、3 カ月目に x_3%、4 カ月目に x_4%が改善することになります。

4 再度、臨床データと比較する

このように、HbA1c に対する過去の血糖の寄与率は、近い過去ほど大きく、遠い過去ほど小さいと考えると、患者さんのデータとよく一致することが分かりました。そこで、このモデルをもとにして、再度、臨床データと比較し、定量的な解析をしてみましょう。

教育入院にて血糖が著明に改善した症例を多数集め、HbA1c の経過を調べたところ、最初の 1 カ月で約 50%、次の 1 カ月で約 25%、3 カ月目に 15～20%、4 カ月目に 5～10%の改善をすることが分かりました。これらの結果から、図 6 に示すように、HbA1c に対する過去の血糖の寄

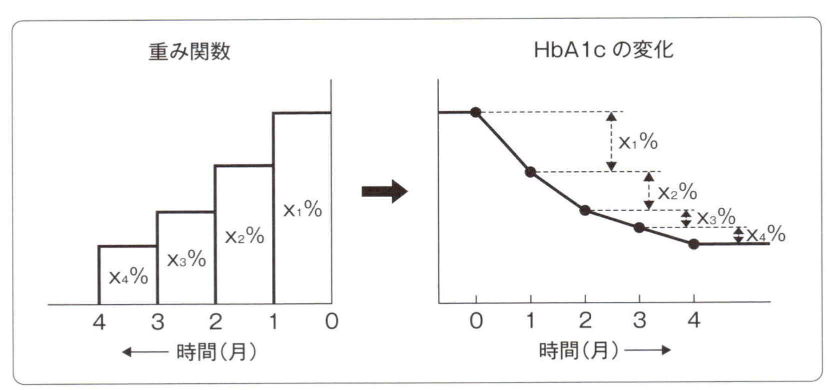

図 5 血糖が階段状に変化した時の HbA1c の変化

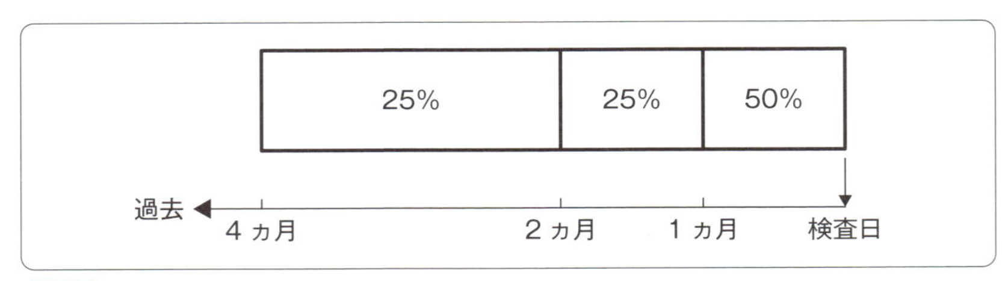

図 6 HbA1c と過去の血糖の関係

与率は、直前の１カ月が50%、その前の１カ月が25%、更に前の２カ月が25%であるということが分かりました。

まとめ

本節では、「HbA1c はいつの血糖を表すか？」について解説しました。HbA1c と過去の血糖の関係は、数理糖尿病学を用いて HbA1c の臨床的問題を考える場合の最も基本的な関係になります。今回の説明は、厳密にいえば１つのモデルですが、このモデルは HbA1c の振る舞いを非常によく表現できます。しかし、このモデルはあくまでも症候的なモデルであり、臨床データと一致するという事実だけで絶対的に正しいと主張することはできません。このモデルが HbA1c と過去の血糖の関係を正確に表していると断定するためには、赤血球内におけるミクロな糖化過程を詳しく検討し、このモデルが生理学的にも正しいことを証明することが必要です。これについては、次節に解説します。

参考文献

1） The DCCT Research Group: N Engl J Med 329:977-86, 1993
2） Tahara Y, Shima K: Diabetes Care 18:442-7, 1995

HbA1c と血糖の関係はどのような機構で決まるか？

前節では「HbA1c はいつの血糖を表すか？」について解説しました。その内容は、HbA1c は過去 4ヵ月の血糖を反映するが、その寄与率は時期によって異なり、直前の 1ヵ月の血糖が 50%、その前の 1ヵ月の血糖が 25%、更に前の 2ヵ月の血糖が残りの 25%の寄与をするということでした（図 7）。この HbA1c と過去の血糖の関係は、教育入院をした症例における HbA1c の経過を分析した結果から得られた結論です。

皆さんはこのような解析結果のみで HbA1c と過去の血糖の関係について十分に理解あるいは納得できるでしょうか？ 私は、このような記述を見るといつも次のような 2 つの疑問を持ちます。

① この結果は科学的に正しいのか？ 何らかの特別な事情で偶然一致したに過ぎないという可能性はないのか？

② もし、この結果が正しいとすれば、それはどのようなメカニズムで起こるのか？

という 2 つです。これらの疑問に答えることができれば、上記の HbA1c

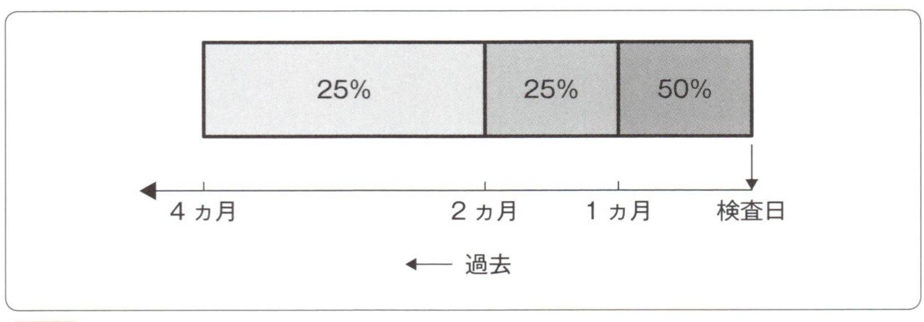

図 7 HbA1c と過去の血糖の関係

と血糖の関係は真に科学的な結果であると言えます。

HbA1c と血糖の関係は糖尿病学における非常に重要な問題ですが、数理糖尿病学を臨床で応用するためにも極めて重要です。今回は、HbA1c の生成代謝過程をきちんと解析し、改めて HbA1c と過去の血糖の関係について考えたいと思います。

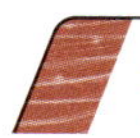

蛋白質の糖化反応

HbA1c と血糖の関係を理解するため、まず蛋白質の糖化反応について整理しましょう。蛋白質はアミノ酸を鎖状に結合することにより生成されます。このため、蛋白質の N 末端には必ずフリーのアミノ基（NH_2 基）が存在します。フリーのアミノ基は、N 末端のみに存在するわけではなく、リジンやアルギニンなどのアミノ酸の側鎖にも存在します。これらのフリーのアミノ基は血中のグルコースと容易に結合し、図 8 のような糖化反応を引き起こします。

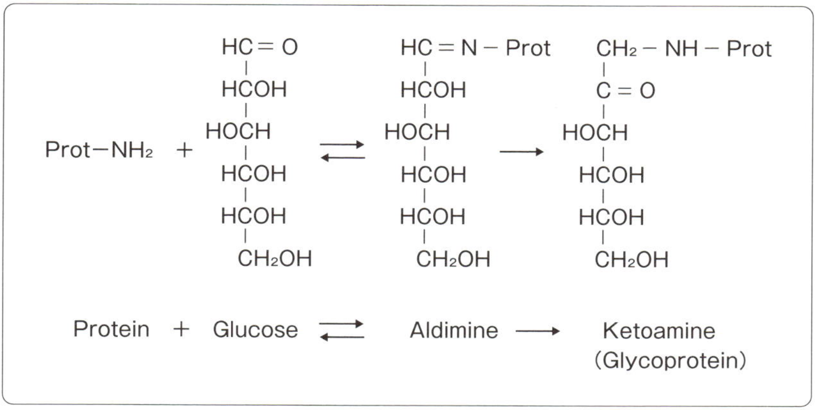

		$HC=O$		$HC=N-Prot$		$CH_2-NH-Prot$
		$HCOH$		$HCOH$		$C=O$
$Prot-NH_2$	+	$HOCH$	⇄	$HOCH$	→	$HOCH$
		$HCOH$		$HCOH$		$HCOH$
		$HCOH$		$HCOH$		$HCOH$
		CH_2OH		CH_2OH		CH_2OH

Protein ＋ Glucose ⇄ Aldimine → Ketoamine (Glycoprotein)

図 8 蛋白質の糖化反応

この糖化反応の第 1 段階は蛋白質とグルコースが aldimine を生成する反応です。この反応は迅速かつ可逆的で、平衡状態になっています。第 2 段階は aldimine が Amadori 転位を起こし ketoamine を生成する反応です。この反応は速度の遅い不可逆的な反応です。大事なことは、これらの一連の反応は非酵素的反応であることです。このため、ketoamine の生成速度は、蛋白質の種類、その蛋白質の濃度、グルコース濃度、温度などの主要な因子のみで決まり、血液中のいろいろな共存物質の影響をほとんど受けないと考えられます。

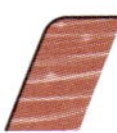

グリコヘモグロビンの生成方程式

ヘモグロビンも蛋白質ですから同じ反応を起こし、グリコヘモグロビンを生成します。ヘモグロビンの場合も N 末端とリジンの側鎖にフリーのアミノ基が存在し、これらが血中のグルコースと結合し、グリコヘモグロビンを生成します。HbA1c の測定においては、これらすべてを測定するのではなく、β 鎖の N 末端にグルコースが結合したもののみを測定し、その総ヘモグロビンに対する割合を HbA1c としています。

N 末端のアミノ基とグルコースの結合のみを考えればよいのであれば、グリコヘモグロビンの生成反応は図 9 のような簡単な形で表現できます。第 1 反応でヘモグロビンと血糖が反応して aldimine が生成され、第 2 反応で aldimine から ketoamine が生成します。同図の反応式では aldimine は「HbG」、ketoamine は「GH」と書いています。総ヘモグロビンに対する GH の割合が HbA1c になります。各反応の反応速度定数を k_1、k_2、k_3 とし、各物質の血中濃度を[]で示すと、グリコヘモグロビンの生成方程式は図 9 下部に示すようになります。t は時間で、左辺が微分になっている所は、単位時間当たりの生成速度を示します。

この反応方程式は一般の化学反応式と同じものですが、生化学や臨床検査の分野で働いておられる方以外はもう忘れてしまったかも知れません。結論的には、第３式に示すように、グリコヘモグロビンの生成速度はヘモグロビン濃度と血糖値に比例するという常識的な結論になります。

続いて、HbA1cと過去の血糖の関係を決める赤血球内での糖化反応について解説したいと思いますが、その前に、用語についてまとめておきます。HbA1cを表す用語には、HbA1cとグリコヘモグロビンという２つの用語があり、共に同じ意味で用いられています。しかし、ここでは、分かりやすくするため、グリコヘモグロビン分子について記載する時はグリコヘモグロビンと書き、HbA1c測定値について記載する時はHbA1cと書いて、両者を分けて用いることにします。

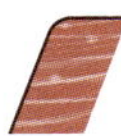

HbA1cと過去の血糖の関係

1 血糖値が一定の場合

グリコヘモグロビンの生成速度が血糖値に比例することが確認されまし

$$\mathrm{Hb} + \mathrm{G} \underset{k_2}{\overset{k_1}{\rightleftarrows}} \mathrm{HbG} \xrightarrow{k_3} \mathrm{GH}$$

第１反応 ： $k_1[Hb][G] = k_2[HbG]$

第２反応 ： $\dfrac{d}{dt}[GH] = k_3[HbG]$

両式から ： $\dfrac{d}{dt}[GH] = \dfrac{k_1 k_3}{k_2}[Hb][G]$

図9 グリコヘモグロビンの生成反応。Hb：ヘモグロビン、G：血糖、HbG：aldimine、GH：ketoamine

た。このこと自体は特別なことではありませんが、この関係を詳しく検討しても、HbA1cと過去の血糖の具体的な関係を理解することは容易ではありません。

そこで、赤血球内におけるグリコヘモグロビンの生成と代謝を、時間を追って考えてみましょう。いきなり複雑な系を考えても分かりませんので、最初に、血糖値が一定という最も簡単な場合について考えます。ヘモグロビンは赤血球の生成と共に血中に現われますが、生成されたばかりの赤血球内のヘモグロビンはまだ糖化されていません。赤血球が血中を循環する間に次第にグルコースと結合し、時間と共に赤血球内にグリコヘモグロビンが蓄積されていきます。そして、赤血球の寿命が尽きると、赤血球と共に赤血球内のグリコヘモグロビンも血中から除去されます。

この経過を図10に示します。生成直後の赤血球内にはグリコヘモグロビンはまだ生成されていません。従って、この赤血球内のグリコヘモグロビン数は0です。通常、1日当たりのグリコヘモグロビンの生成は0.1%

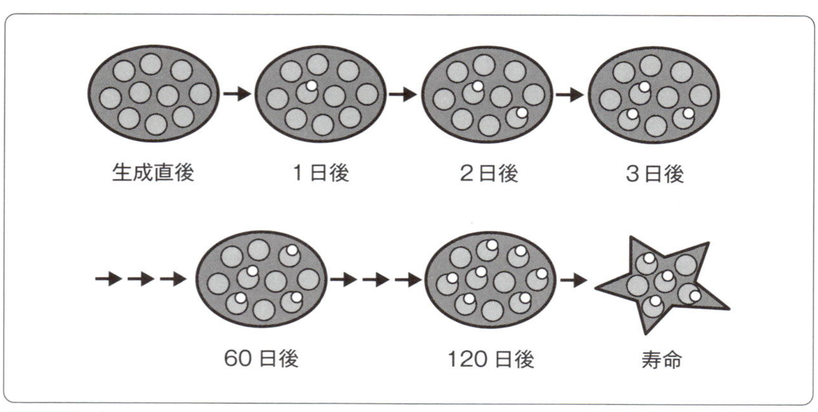

図10 赤血球の生成から寿命までの期間におけるグリコヘモグロビン生成と代謝

程度ですので、赤血球内にヘモグロビン分子が1000個存在し、1日経つとグリコヘモグロビンが1個生成されると仮定します。この場合、日齢1日の赤血球内にはグリコヘモグロビンが1個存在することになります。2日経つとこの赤血球内のグリコヘモグロビンは2個になります。更に時間が経過するとグリコヘモグロビンが次々と生成され、赤血球内にグリコヘモグロビンが蓄積されていきます。日齢120日の赤血球内には120個のグリコヘモグロビンが存在することになります。この日齢120日の赤血球は直後に寿命が尽き、血中から除去されることになります。

HbA1cを測定する場合は、時間を追って観察するのではなく、断面的に観察することになります。通常の場合、血液中の赤血球は日齢が0日のものから120日のものまでが均等に分布しています。簡単化するため、日齢は0日、1日、2日と離散的な数値だけであるとします。実際には、1.1日や1.2日といった中間の日齢の赤血球も存在しますが、ここでは整数日だけで考えます。また、両端の日齢である0日と120日の赤血球も細かく考えると扱いが複雑になりますので、ここでは赤血球の日齢は1～120日と考え、0日のものが現れる直前の状態を考えます。

これらの血液中の赤血球を日齢順に並べると、**図11**のようになります。この図には日齢0日の赤血球も書かれていますが、計算には使いません。上に説明したように、日齢1日の赤血球内にはグリコヘモグロビンが1個、日齢2日の赤血球内にはグリコヘモグロビンが2個存在します。同様に、日齢が大きくなるにつれ、日齢に比例して多数のグリコヘモグロビンが赤血球内に存在し、日齢120日の赤血球内にはグリコヘモグロビンが120個存在することになります。このように考えると、この対象者ではグリコヘモグロビン数は赤血球1個当たり平均60.5個になります。赤血球内のヘモグロビン数は1000個としましたので、HbA1cは6.05%ということになります(注)。

これらの赤血球内のグリコヘモグロビンがいつ生成されたかを考えてみましょう。まず、日齢1日の赤血球について考えると、この赤血球は生まれて1日ですから、赤血球内のグリコヘモグロビンは直前の1日の間に生成されたものになります。同様に、日齢2日の赤血球内のグリコヘモグロビンは直前の2日間に生成されたものになります。このように、赤血球の日齢が伸びると共に、グリコヘモグロビンの生成された期間が長くなります。

そこで、これらの関係を分かりやすくするため、横軸に赤血球の日齢を取り、縦軸にグリコヘモグロビンを積み上げると、日齢とグリコヘモグロビン数の関係は図12のようになります。この図では、日齢1日の所にはグリコヘモグロビンが1個積まれており、日齢2日の所にはグリコヘモグロビンが2個積まれています。積まれたグリコヘモグロビンの数は日齢と共に増加し、日齢120日の所には120個のグリコヘモグロビンが積まれています。

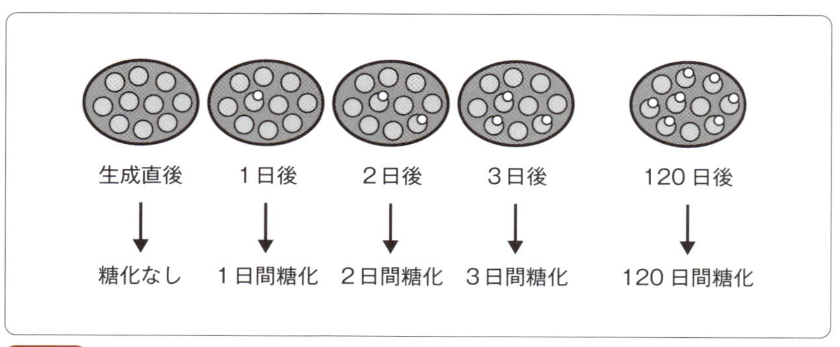

図11 赤血球を日齢順に並べた時のグリコヘモグロビン量の変化

この積まれたグリコヘモグロビンを横から見ると、1 日前の血糖によって生成されたグリコヘモグロビンは日齢 1 日～120 日までの全ての赤血球内に 1 個ずつ存在するので、全体では 120 個存在することになります。2 日前の血糖により生成されたグリコヘモグロビンは日齢 2 日以上の赤血球内に 1 個ずつ存在するので、全部で 119 個存在します。このように過去になるほどグリコヘモグロビンへの寄与が小さくなり、120 日前の血糖により生成されたグリコヘモグロビンは日齢 120 日の赤血球内に 1 個存在するのみです。このように考えると、最近の血糖ほど HbA1c への寄与が大きく、過去の血糖ほど寄与が小さいことが容易に分かります。また、この関係をよく考えると、HbA1c に対する過去の血糖の寄与率は時間と共に直線的に減少することが分かります。

2 赤血球寿命が 120 日より長い場合と短い場合

前項では、赤血球寿命は 120 日であるとしました。しかし、いろいろな病態や個人差により、赤血球寿命が 120 日より長い例や短い例が少な

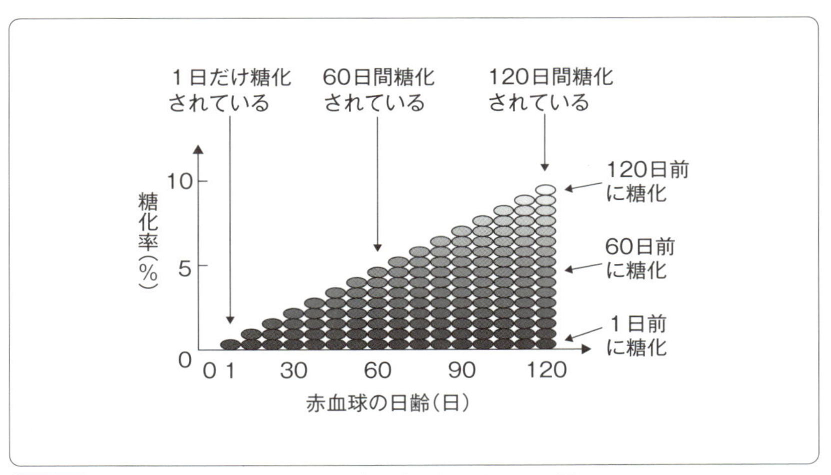

図12 赤血球の日齢とグリコヘモグロビン生成時期の関係

くないことが知られています。一般的には、赤血球寿命は平均120日ですが、症例により100～140日位の個人差があります。このように赤血球寿命が120日からずれた場合、赤血球の寿命に比例してHbA1c値が高値になったり低値になったりします。このことは特に複雑なことではありませんが、細かく考えると次のようになります。

赤血球寿命が100日に短縮している症例について考えましょう。この場合、血液中には日齢が0～100日の赤血球しか存在しないことになります。従って、グリコヘモグロビンが1日に1個生成される場合、赤血球内のグリコヘモグロビン数は0～100個となり、平均グリコヘモグロビン数は50個になります。従って、この症例では、先に述べた症例と血糖値が同じであっても、HbA1cは5%になります。逆に、赤血球寿命が140日に延長すると、赤血球内のグリコヘモグロビン数は0～140個になり、平均グリコヘモグロビン数は70個になります。その結果、HbA1cは7%になります。この関係を式で書くと

$$\mathbf{HbA1c} = \boldsymbol{a} \times \text{平均血糖} \times \text{赤血球寿命}$$

となります(aは比例定数です)。

この赤血球寿命の個人差は非常に重要です。赤血球寿命は平均120日ですが、患者によって100～140日の幅を持っています。この結果、HbA1c値には1%ポイントの個人差が発生することになります。血糖コントロールがHbA1c 7%に相当する状態であったとしても、患者さんによっては6～8%にずれることになります。この結果、血糖が同じであるにも係わらず、6%となった患者さんは血糖コントロールが良好とされ、8%になった患者さんは血糖コントロールが不良と判定されます。このような血糖値に比し相対的にHbA1cの低い症例をlow glycator、高い症例をhigh glycatorと言いますが、赤血球寿命の短い人はlow glycator

になり、赤血球寿命の長い人はhigh glycatorになります。このHbA1cのずれは一部の患者さんのみに起こる現象ではありません。私の患者さんを対象とした調査結果では、HbA1cが1%以上もずれていると疑われる患者さんが数%存在しているようであり、0.5〜0.9%のずれの疑われる患者さんは遥かに多いように思われます。臨床的には、それぞれの患者さんのHbA1cが標準値からどの程度ずれているかを判定することが重要ですが、通常の臨床検査ではこのような判定は非常に困難です。最近は、持続血糖モニター(Continuous Glucose Monitoring、CGM)が多数の症例で行われていますが、平均血糖とHbA1cの間に大きな「ずれ」のある症例の少なくないことが、多数の報告で指摘されています。

3 血糖値が変化する場合

次に、血糖値が変化する場合について考えましょう。その場合も、基本的な計算法は血糖値が変化しない場合と大きく変わりません。ただ、血糖値が変化するため式がやや複雑になります。

前節と同じように、赤血球の日齢は1〜120日の整数であり、日齢分布は一定であると仮定します。過去の血糖は1日ごとに変化しますが、1日間は一定であるとし、1日前、2日前、3日前、…、120日前のそれぞれの血糖をg(1)、g(2)、g(3)、…、g(120)とします。このようにした場合の各日齢の赤血球内のグリコヘモグロビン量をGH(1)、GH(2)、GH(3)、…、GH(120)とすると、これらは図13上半部に示すようになります。すなわち、日齢nの赤血球内にはHbA1c測定のn日前から前日までに生成されたグリコヘモグロビンが蓄積されているわけです。全赤血球の平均グリコヘモグロビン量をmeanGHとすると、meanGHはGH(1)〜GH(120)の全赤血球内のグリコヘモグロビンの平均になりますから、図13下半部に示すようになります。meanGHを血中総ヘモグロビン量Hbで割るとHbA1cが計算できます。血糖が日々変化するため式がやや複雑ですが、g(1)～g(120)の係数がHbA1cに対する過去の血糖の寄与率を示しています。当然のことですが、HbA1cに対する寄与率は血糖が一定の場合と全く同じになっています。従って、最近の血糖ほど寄与率が大きく、過去の血糖ほど寄与率が小さいということになります。

4 持続血糖測定を行い精密な血糖プロフィールが分かる場合

以上、赤血球の日齢が離散値を取り、血糖値も1日間は一定として計算しました。このように簡単化すると計算が簡単になり、問題の本質を捉えやすくなります。しかし、実際は、赤血球は時々刻々と生成されており、血糖値も時間と共に変化しています。従って、厳密な取扱いを必要とする時は血糖変化をきちんと取り扱うことが必要です。

日齢1～120日の赤血球中のグリコヘモグロビン量は次のようになる

$$GH(1)=kg(1)$$

$$GH(2)=kg(1)+kg(2)$$

$$GH(3)=kg(1)+kg(2)+kg(3)$$

…………

$$GH(120)=kg(1)+kg(2)+kg(3)+\cdots+kg(120)$$

これらから全血球平均のグリコヘモグロビン量とHbA1は次のようになる

$$meanGH=\frac{1}{120}[GH(1)+GH(2)+GH(3)+\cdots+GH(120)]$$

$$=k\left[\frac{120}{120}g(1)+\frac{119}{120}g(2)\frac{118}{120}g(3)+\cdots+\frac{1}{120}g(120)\right]$$

$$HbA1c=\frac{meanGH}{Hb}$$

図13 血糖が変化する場合の赤血球内のグリコヘモグロビン量とHbA1cの関係。k：比例定数、g(n)：n日前の血糖、GH(n)：日齢n日の赤血球内のグリコヘモグロビン量、meanGH：全赤血球の平均グリコヘモグロビン量、Hb：総ヘモグロビン量

HbA1cの寿命は約120日ですから、血糖持続測定を行い、120日間の詳細な血糖プロフィールが分かればHbA1cの値をきちんと計算することが可能になります。CGMを行い、120日間の15分毎の血糖値が分かる場合を考えてみましょう。この場合、1日当たりの血糖のデータ数は96個ですから、120日間の総データ数は11,520個になります。従って、単位時間を15分とし、各時間の血糖値をg(1)～g(11,520)、各日齢の赤血球内のグリコヘモグロビン量をG(1)～G(11,520)とすれば、計算は同じです。ただし、単位時間が1/96になりましたので、GH計算式のkをk/96で置き換えることが必要です。このようにして、1～120の代わりに、1～11,520について計算を行えばHbA1cが計算できます。

まとめ

HbA1cがどのような機構で過去の血糖を反映するかについて解説しました。赤血球内で時間と共にグリコヘモグロビンが生成されますが、やがて赤血球の寿命が尽きると赤血球と共にグリコヘモグロビンも代謝されます。このようなグリコヘモグロビンの生成代謝機構を考えると、ヘモグロビンと過去の血糖の関係がきれいに導かれることが分かりました。従って、これまでに述べてきたHbA1cと過去の血糖の関係にはきちんとした科学的な根拠があると言うことができます。

この関係は、数学的に厳密な方程式を作って導くこともできますが[1、2]、今回のように図解で解く方が理解しやすいでしょう。造血剤を用いたり、輸血をしたりといった複雑な症例におけるHbA1cの動きを考える場合には、数学的計算よりも今回のような図解の方が便利です。図解によって数学的計算に匹敵する結果を導くためには、適切なモデルを確立することが極めて重要です。このモデル化こそが数理糖尿病学の神髄とも言えます。

（注）

赤血球 1 個当たりの平均グリコヘモグロビン数は最大の 120 個の 1/2 である 60 個とする方が正しい結果になります。0.5 ずれたのは計算を簡単にするため日齢 0 日の赤血球をカウントしなかったためです。時間分割を 1 日でなく、1 時間あるいは 1 分と小さくすれば、ずれはどんどん小さくなり、60 個に近づきます。

参考文献

1） Tahara Y, Shima K: Diabetes Care 18:442-7, 1995
2）「数理糖尿病学の世界へようこそ！」: www.eonet.ne.jp/~mathdiabresroom/

HbA1cの動きを読む

これまで「HbA1cはいつの血糖を表すか」について解説してきましたが、この考え方はHbA1cから過去の血糖の良否を判定するという考え方です。もちろん、過去の血糖の良否が分かれば、これまでの治療の良否が分かり、よりよい治療法に切り替えていくことができます。これはHbA1cの静的な読み方です。これに対し、本節のテーマはHbA1cの動きから未来のHbA1c値を読む動的な読み方です。HbA1cの動的な読み方ができれば、血糖コントロール状態の変化をより詳しく読むことができます。

HbA1cの動きを読むためには、HbA1cを毎月測定することが必要です。今、いずこの糖尿病外来も患者さんが溢れ、コントロールの良好な患者さんは2カ月〜3カ月に1回の検査になっています。このようなコントロールの良好な患者さんは今回のテーマの対象ではありません。今回のテーマの対象者は、コントロールが安定せず、毎月の検査が欠かせない患者さんです。

血糖が急速に変化した場合のHbA1cの変化

これまでの解析によると、HbA1cと過去の血糖の関係は、直前の1カ月の血糖がHbA1c値に50%の寄与をし、その前の1カ月の血糖が25%、更に前の2カ月の血糖が残りの25%を決めるというものでした。従って、教育入院などにより血糖が急速に改善した場合、HbA1cは1カ月後に全改善量の50%の改善をし、2カ月後に75%、4カ月後に100%の改善をすることになります（図14）。HbA1cの動きを読むためには、この変化を考えて患者さんのデータを読めばいいわけですが、読み方を説明する前に少し準備をしましょう。

1 HbA1c と血糖の関係

HbA1c は先行期間の平均血糖に比例する指標ですが、平均血糖との関係は

HbA1c(NGSP%)＝平均血糖(mg/dL)÷30＋2.0

となっています。この式が、どのようにして導かれたかは、次節で解説しますが、ここでは、この式だけ覚えてください。

2 急性期における HbA1c の 1 日当たり変化速度

血糖が階段状に変化した場合の HbA1c の 1 日当たりの変化量は

HbA1c の 1 日当たり変化量(%ポイント/日)

＝前後の血糖値の差(mg/dL)÷1800

という「1800 ルール」で与えられます(注)。この式は次のようにして導かれます。HbA1c の全変化量を ΔHbA1c、前後の血糖値の差を ΔBS とすると、(1)より

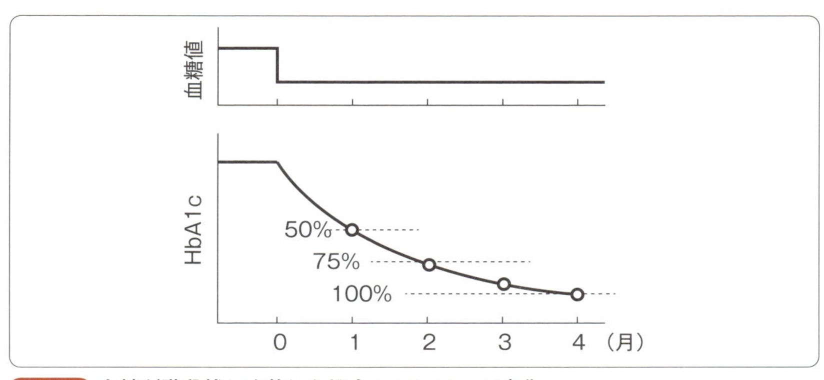

図 14 血糖が階段状に改善した場合の HbA1c の変化

ΔHbA1c = ΔBS ÷ 30

となります。

HbA1c（治療前）＝平均血糖（治療前）÷30＋2.0

HbA1c（治療後）＝平均血糖（治療後）÷30＋2.0

であり、

HbA1c（治療後）－HbA1c（治療前）

＝［平均血糖（治療後）－平均血糖（治療前）］÷30

となるからです。

このΔHbA1cの50％が最初の30日間に変化しますから、HbA1cの1日当たりの変化量は

HbA1cの1日当たり変化量＝ΔHbA1c×0.5÷30＝ΔBS÷1800

となります。この式は血糖が階段状に変化した場合の最初の1カ月以内にのみ使えます。1カ月を越えるとHbA1cの変化が次第に小さくなり、この式は当てはまりません。

これら2つの関係式を用いて、臨床例のHbA1cの動きを読んでみましょう。

症例1）　2型糖尿病、26歳、男

入院の3カ月前から口渇、多飲多尿が出現。3カ月で90kgから75kgまで体重が減少したため、精査目的で当院を受診。初診時随時血糖735mg/dL、HbA1c（NGSP）15.7％、尿ケトン体（++）のため1型糖尿病の疑いで入院し、インスリン治療を開始。入院後検査で血中CPR 2.5ng/mL、GAD抗体（－）で2型糖尿病と確定。1週間の入院で退院。退院時HbA1c 15.0％、治療開始後1ヵ月目のHbA1cは11.5％であった。

この症例におけるHbA1cの経過を考えてみましょう。初診時の状態は随時血糖735mg/dL、HbA1c 15.7%という著明な高血糖です。HbA1cの値から考えると、平均血糖は約470mg/dLであると考えられます。1型を疑わせる症例ですが、結果的には2型糖尿病でした。治療開始後1カ月目のHbA1cは11.5%ですから、1カ月で4.2%ポイントの改善をしています。血糖が階段状に改善した場合の1カ月間のHbA1cの改善量は総改善量の50%ですから、この患者さんのHbA1cは次の1カ月後には更に2.1%ポイント低下して9.4%になり、最終的に8.4%ポイントの低下をし、7.3%まで低下すると予測されます。実際のこの患者さんのHbA1cの経過は図15のようになり、ほぼ予想通りでした。

症例2）　劇症1型糖尿病、43歳、男

本症例は発症直前まで特に異常はなく、職場の定期健診でも異常を指摘されたことはなかった。ところが、某年の1月下旬の水曜日から易疲労感が出現。木曜日から激しい口渇と多尿が出現し、1時間毎の排尿になった。金曜日から症状が増悪し、排尿間隔は30分毎になったが、水・スポーツ飲料を大量に摂取して過ごした。土曜日から嘔

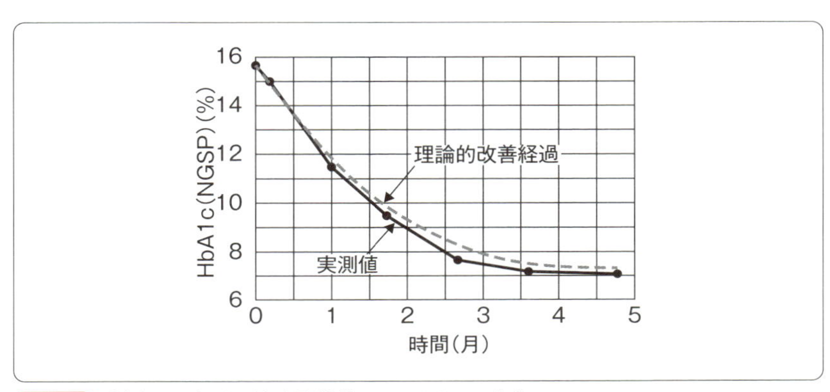

図15　症例1における治療開始後のHbA1cの変化

気嘔吐が出現したが、風邪と思って自宅で寝ていた。月曜日の朝、A病院を受診したところ、血糖1185mg/dL、HbA1c 7.2%、尿ケトン(+++)であった。このため、直ちに当院へ紹介され、緊急入院となった。入院時はケトアシドーシスと脱水症をきたしていたが、意識は清明で、他に特別な異常は認められなかった。病歴、病状から劇症1型糖尿病を疑い、直ちにインスリン投与と大量輸液を開始した。当院の入院時検査でも血糖1085mg/dL、HbA1c 7.2%、グリコアルブミン31.0%、尿ケトン体(+++)であった。その後、抗GAD抗体(−)、IAA抗体(−)、血中CPR＜0.1ng/mLと判明し、劇症1型糖尿病と確定した。インスリン頻回注射(持効型を朝と眠前、超速効型を毎食直前に注射)とSMBGを指導し2週で退院したが、退院後も血糖コントロールは不安定である。

第2の症例は劇症1型糖尿病の症例です。このように、突然、血糖が上昇した場合における1日当たりのHbA1cの上昇率は、先に示した1800ルールで計算できます。この患者さんの発症前の血糖を100mg/dL、発症後の血糖を1000mg/dLとすると

1日当たりの**HbA1c**の上昇速度(%ポイント/日)

＝(1000−100)÷1800＝0.5%ポイント/日

となります。症状が特に悪化したのは木曜日ですから、木曜日から月曜日までの4日間でHbA1cが上昇したと考えると、HbA1cは合計で2%ポイントの上昇をしたことになります。初診時のHbA1cは7.2%でしたから、発症前のHbA1cは5.2%であったことになり、直前まで正常であったと推測されます。HbA1cを動的に読むと、このような患者におけるHbA1cの意味を正しく読み取ることができます。

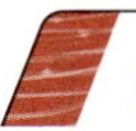

血糖が直線的に変化した場合の HbA1c の変化

このように、血糖が急速に改善や悪化した場合の HbA1c の変化は理論的な値と非常によく一致します。しかし、実際の症例ではこのように血糖が急速に変化することは少なく、多くは血糖の変化にもっと時間がかかります。このような場合、HbA1c の変化もゆっくりした変化になります。

そこで、教育入院により血糖が 2τ 日かかって改善した場合について考えてみましょう。血糖は 2τ 日の間に直線的に低下したと考えます。複雑な計算は省略し、結果だけを示すと図 16 のようになります。すなわち、HbA1c は、始めはゆっくり低下しますが、2τ 日経過した後、急速に低下し始め、その後は、血糖が τ 日遅れて階段状に変化した場合と同じになります。つまり、始めの 2τ 日を除けば、後は τ 日遅れているだけということになります。血糖がゆっくり変化した場合は、この遅れを考えに入れるだけで、HbA1c の動きを正確に予測することができます。

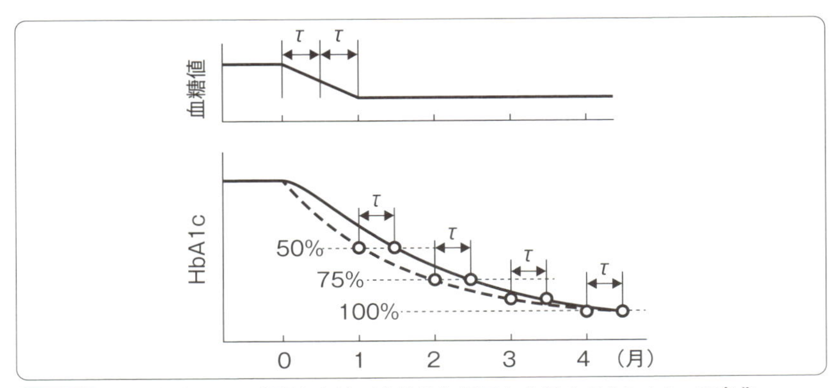

図 16 血糖値が 2τ の時間をかけて直線的に低下した場合の HbA1c の変化

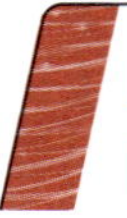

血糖の変化速度が一定でない場合におけるHbA1cの変化（一般的な場合）

教育入院などにより血糖が直線的に改善した場合は、血糖低下に要した日数の1/2の日数だけHbA1cが遅れて変化すると考えればよいことが分かりました。しかし、血糖を直線的に改善することは実際には困難です。前半は思い切って血糖を急速に下げても、後半は低血糖を避けるために低下速度を緩めたり、逆に、思うように血糖が下がらず、薬剤を増量して低下速度を上げたりすることが多いと思います。このように血糖変化が直線的でない場合は、図17に示すように、面積A＝面積Bとなるようにτを決定します。このようにすると、HbA1cの変化は図16と全く同じになります。従って、τを決定できれば、HbA1cはτ日だけ遅れて変化すると考えれば良いことになります。

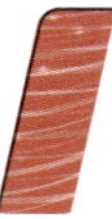

血糖低下に時間を要した場合のHbA1cの動きの読み方

以上のように、やや複雑ですが、血糖の改善速度からHbA1cが今後ど

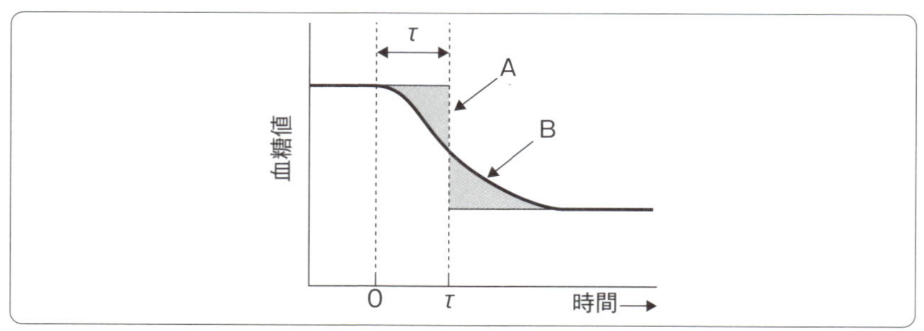

図17 一般的な血糖変化の場合は、面積A＝面積Bとなるようにτを決める

のように推移するかを読むことができます。このことを復習するため次のような症例を考えてみましょう。

> 症例3）　2型糖尿病
> HbA1cが12.0%というコントロール不良にて入院し、直ちにインスリン治療を開始した。血糖改善に約8日を要したが、以後は良好なコントロールが続いている。14日目に退院したが、退院時のHbA1cは11.2%であった。この患者のHbA1cは順調にいけばどこまで低下すると予測されるか？

本症例では血糖改善に8日を要していますから、τ＝4日とすれば良いことになります。入院期間の14日からこの4日を差し引くと、退院日までの実質の経過日数は14－4＝10日となります。従って、HbA1cは10日で0.8%ポイントの改善をしたことになります。これは1カ月(30日)に換算すると2.4%ポイントの改善に相当します。HbA1cの1カ月の改善率は50%ですので、この症例のHbA1cは全体では2.4%ポイントの2倍である4.8%ポイントの改善を来すと予測されます。退院時と同じ血糖コントロールが続くならば、HbA1cは最終的に7.2%まで低下することになります。

このように暗算で計算できますが、少し分かり難いかも知れません。数式で書くと、全治療期間をD日、この期間中のHbA1c改善量をΔHbA1c、血糖改善に要した日数を2τ日とすると

HbA1c全改善予測量（%ポイント）
＝ΔHbA1c（%ポイント）÷（D－τ）×60

という「60倍ルール」で計算できます。

この式も簡単に導くことができます。まずHbA1cの1日当たり改善

量を計算すると

HbA1c の 1 日当たり改善量＝ΔHbA1c÷(D－τ)

となります。HbA1c は 30 日で全改善量の 50%が改善しますので

HbA1c の全改善量＝HbA1c の 1 日当たり改善量×30×2

となって、上記の式が導かれます。

まとめ

このように、血糖の変化に対し HbA1c が 1 カ月の半減期で遅れて追随するという事実を考慮すれば、血糖や HbA1c の動きから将来の HbA1c の動きを予測することができます。HbA1c の動きを予測できれば、治療効果をより迅速に判定でき、早期に治療法を切り替えていくことが可能になります。通常は、1 カ月ごとの通院だと思いますが、その場合は、1 カ月で 1%ポイントの低下をしていれば、次の 1ヵ月で更に 0.5%ポイント低下し、これに続く 2 カ月で更に 0.5%ポイント低下すると予測されます。この予測通りに HbA1c が低下しなかった場合は、患者さんが緩み始めていると考えてほぼ間違いありません。このように HbA1c の動きを見ると、患者さんの食事療法や運動療法の遵守度が手に取るように分かりますので、ぜひ HbA1c の動きを読んでいただきたいと思います。

(注)

HbA1c は%表示のため、動きを読む場合、変化の割合を意味する場合も変化の数値を意味する場合も共に%表示になってしまいます。両者の区別を明瞭にするため、HbA1c 値そのものを意味する場合と HbA1c の変化の割合を意味する場合は%という用語を用い、HbA1c の数値の変化を示す場合は%ポイントという用語を用いています。

HbA1cと血糖値の関係

HbA1cは先行期間の平均血糖を反映する指標です。従って、HbA1cを見れば先行期間の平均血糖が分かり、逆に、平均血糖が分かればHbA1cが分かるはずです。このようなHbA1cと血糖の関係は当然のことであり、両者の関係はきちんと確定しているはずだと思われるでしょう。ところが、実際には、こんな基本的なことが未だきちんと決まっていません。

HbA1cと血糖の関係を正確に決定できない最大の理由は、多数例の血糖を長期に渡って詳細に測定することが困難だったからです。糖尿病の診療では、SMBG(Self-Monitoring of Blood Glucose)を用いて血糖管理を行いますが、SMBGでは毎日の細かな血糖変化をきちんと把握することは不可能です。最近になり、CGM(Continuous Glucose Monitoring)が発展してきましたので、やっと長期の血糖を詳しく調べることが可能になってきました。しかし、現在のCGM機器ではまだ精度が十分とは言えません。本章では、HbA1cと平均血糖の関係に関する主要な報告を読み、両者の関係がどのようになっているかを振り返ってみましょう。

HbA1cと平均血糖の関係に関する主な報告

HbA1cと血糖の関係は糖尿病の診療にとって非常に重要な事項ですが、詳しく解析した報告は多くはありません。検査精度や統計学的な正確度を考え、対象者が200例以上の文献に限って検討しましょう。

1 DCCT 研究の報告（Rohlfing ら[1]、2002）

HbA1c と平均血糖の関係をきちんと調べた最初の報告は DCCT（Diabetes Control and Complications Trial）研究のデータを解析した Rohlfing らの報告です。DCCT は、若い 1 型糖尿病患者 1441 名を従来療法群と強化療法群にランダムに割付け、強化療法により合併症の発症・進展を抑制できるかどうかを調べたものです。その結果、厳格な血糖コントロールを行なえば、合併症の発症・進展を著明に抑制できることを証明しました。

この研究の第 2 の目的は血糖コントロール指標としての HbA1c の有用性を確立することでした。DCCT 研究では、NGSP 値という標準体系を確立すると共に、HbA1c（NGSP）と平均血糖の関係を調べました。このため、全被験者に対し、3 カ月に一度、1 日 7 点（毎食前、毎食後 90 分、就寝時）の血糖プロフィールを測定しました。このデータを用いて平均血糖と HbA1c の関係を調べた結果が図 18 です。両者の回帰式は

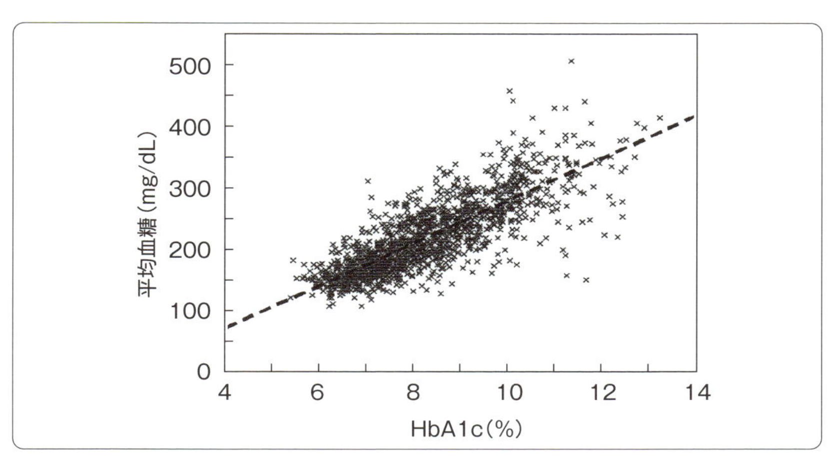

図 18 DCCT における平均血糖と HbA1c の関係（Rohlfing et al、2002 から改変）

平均血糖＝HbA1c×35.6－77.3

となり、HbA1c 1%当たりの血糖は35.6mg/dLに相当するという結果でした。両者の相関係数はR=0.82(R^2=0.67)で、高い相関があることも確認されました。しかし、血糖プロフィールの測定は3カ月に1回のみですから、個々のデータは大きくバラつきました。回帰直線からのずれは大きいもので70mg/dLもあり、HbA1c換算で2%もバラついているという結果でした。このような大きなバラツキがありましたが、HbA1cと平均血糖の間に高い相関があったことが重視され、このバラツキについてはほとんど注目されませんでした。

2 ADAG Studyの報告(Nathanら[2)]、2008)

Nathanらは HbA1cと血糖値の関係をより正確に調べるため、ADAG(A1c-Derived Average Glucose) Study Groupを結成して、この問題を調べました。彼らは、糖尿病患者427名(1型268名、2型159名)と正常者80名を対象に、血糖プロフィールを詳しく調べました。

その方法は、観察開始直前に1回目のCGMと1日8回のSMBGを行い、CGMのパラメーターを設定します。続く観察期間中には、4週毎に各2日以上のCGMを行うとともに、CGM非施行日には1日7回(毎食前、毎食後90分、就寝前)のSMBGを週に3日以上実施し、これらの12週のデータから各患者の平均血糖を計算しました。この平均血糖をHbA1cと比較した結果が図19です。回帰式は

平均血糖＝HbA1c×28.7－46.7

となりました。HbA1c 1%当たりの血糖は28.7mg/dLで、両者の間にはR^2=0.84という非常に高い相関が認められました。

個人差によるバラツキは彼らの結果でも非常に大きく、回帰直線からの

ずれは、大きいものでは30mg/dL以上になっています。従って、HbA1c換算で1%以上のバラツキを示すことになりますが、Rohlfingらのデータに比べると回帰直線からのずれは1/2以下になっており、回帰式の精度が大きく改善しました。

3 Juvenile Diabetes Research Foundation CGM Groupの報告[3)]（2011）

やがて、CGM機器が次第に発達し、CGMが臨床的にも使えるようになってきました。そこで、CGMの臨床的有用性を調べる目的で、1型糖尿病患者を対象にJDRF CGM Studyという臨床試験が行われました。この研究におけるCGM群のデータを解析したものがこの報告です。

この報告では、週に4日以上のCGMを行った者（252名、平均年齢32歳）を解析対象にしたと記載されていますので、まだまだCGMは大変だったようです。図20に結果を示しますが、回帰式は

平均血糖＝HbA1c×24.4－16.2

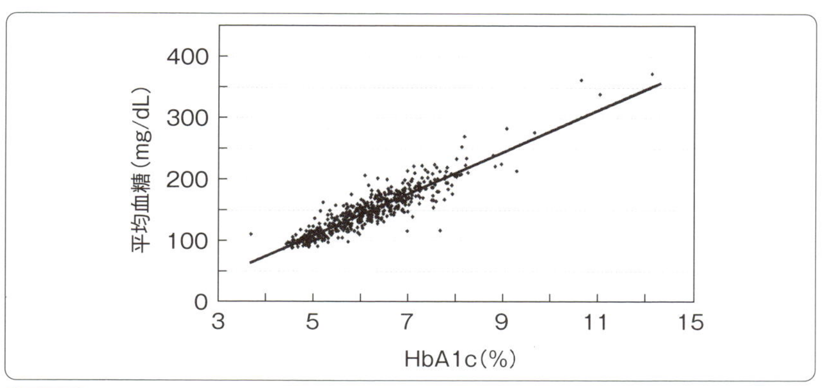

図19 ADAG Studyおける平均血糖とHbA1cの関係（Nathan et al、2008から改変）

となり、HbA1c 1%あたりの血糖は24.4mg/dLとやや小さくなりました。

このデータでも患者の個人差によるバラツキは大きく(R^2=0.63)、回帰直線から20～30mg/dLの広がりを示しています。従って、HbA1c換算で1%前後のバラツキがあることになります。

4 Zhouらの報告[4)](2013)

この頃、HbA1cと血糖値の関係には、個人差だけでなく、人種差があるという可能性が指摘されていました。このため、中国人における平均血糖とHbA1cの関係を調べたのが、この報告です。

彼らは、糖尿病歴、HbA1cに異常値をきたす疾患、膵島抗体などのない673名を対象に3日間のCGMを行い、平均血糖とHbA1cの関係を調べました。彼らは、CGM終了時にブドウ糖負荷試験を行って耐糖能を

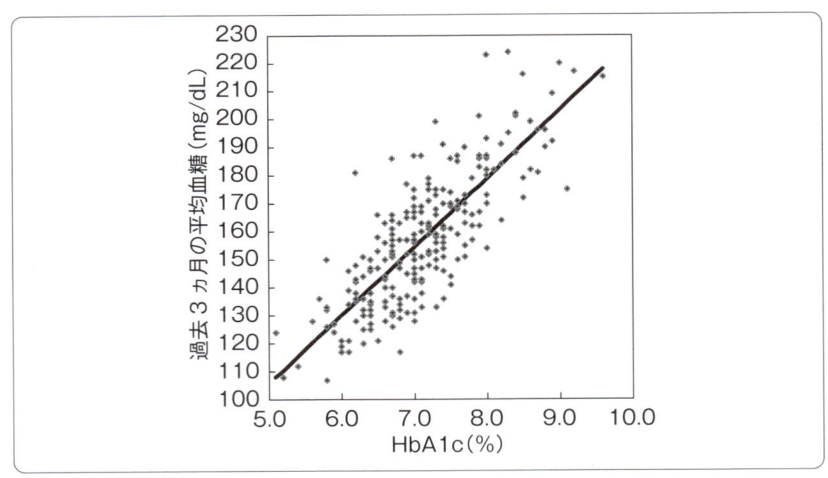

図20 CGMによる平均血糖とHbA1cの関係：(JDRF CGM Study Group、2011から改変)

調べましたが、その結果は、正常 121 名、耐糖能障害 209 名、糖尿病 343 名で、過半数が初めて診断された 2 型糖尿病でした。平均血糖と HbA1c の関係は図 21 のようになっており、回帰式は

平均血糖＝HbA1c×21.564－10.476

でした。従って、HbA1c 1%当たりの血糖は 21.6mg/dL で、JDRF CGM Study の結果より、更に勾配が小さくなっています。

この研究でも、個人差によるバラツキは非常に大きく(R^2＝0.670)、40mg/dL 前後の広がりがあります。従って、HbA1c に換算すると 2% 近くのバラツキがあることになります。

5 Bergenstal らの報告[5)] (2018)

近年になって、CGM 機器が大きく発達し、やっと長期に CGM を行うことが可能になってきました。その結果、1 型糖尿病を中心に CGM によ

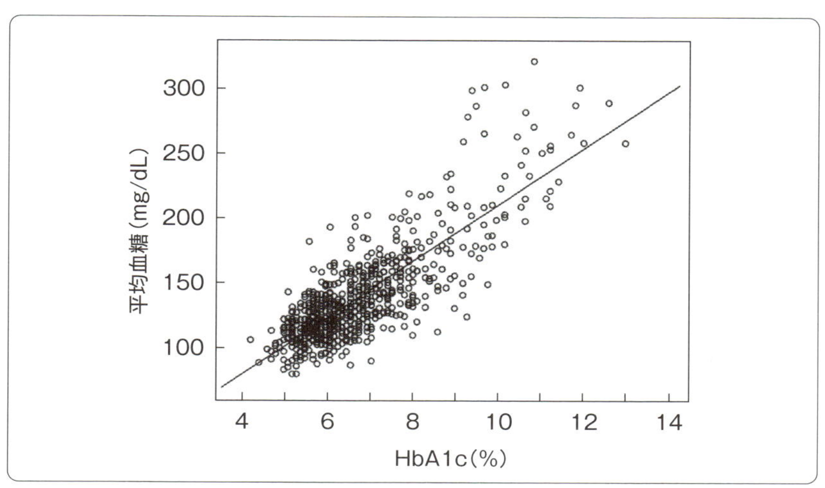

図 21 CGM による平均血糖と HbA1c の関係：(Zhou et al、2013 から改変)

る血糖管理が急速に広がり、平均血糖と HbA1c の関係を正確に調べることが可能になりました。この問題について最も詳しく検討したのが、Bergenstal らの研究です。

彼らは 528 名の糖尿病患者(1 型：456 名、2 型：72 名)を対象に CGM を行い、HbA1c と平均血糖の関係を調べました。その結果が図 22 ですが、回帰式は

$$\text{HbA1c} = 3.31 + \text{平均血糖} \times 0.02392$$

となりました。この式を変形すると

$$\text{平均血糖} = \text{HbA1c} \times 41.8 - 138.4$$

となりますので、HbA1c 1%当たりの血糖は 41.8mg/dL となり、これまでの報告より勾配がかなり大きくなっています。

HbA1c 1%当たりの勾配が大きくなった最大の原因は、x 軸に平均血

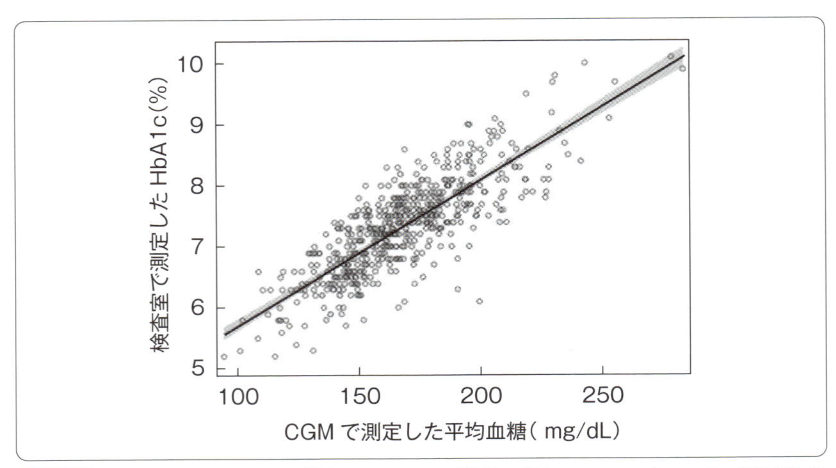

図22 CGM による平均血糖と HbA1c の関係：(Bergenstal et al、2018 から改変)

糖を採用したことにあると思われます。他の研究と同じようにHbA1cをx軸に取って回帰分析を行うと、この勾配はもっと小さくなります。論文のデータを使って私が試算した結果では、HbA1cをx軸に取った場合のHbA1c 1%当たりの血糖は25〜30mg/dLでした。従って、HbA1cと平均血糖の関係は他の報告と特に変わっていないようです。

このデータでも、やはり平均血糖とHbA1cの間に大きなバラツキがあります。CGMの平均血糖から計算したHbA1cと実測のHbA1cのずれは、大きい者では1%近くになります。推定HbA1cと実測HbA1cが患者によって異なることは大きな問題となりました。彼らは、両者の混同を避けるため、CGMの平均血糖から計算した推定HbA1cをGMI(Glucose Management Indicator)と呼ぶことにしました。すなわち、

GMI＝3.31＋平均血糖×0.02392

というわけです。この問題の本質は、「HbA1cは単純に平均血糖に比例する指標ではなく、その値には大きな個人差がある」ということです。平均血糖とHbA1cの関係を調べたこれまでの報告でデータに大きなバラツキが示されていましたが、このバラツキについてはほとんど注目されていませんでした。ここになって、やっと個人差の問題が大きく注目されることになりました。

平均血糖とHbA1cの関係のまとめ

HbA1cと血糖値の関係を調べた主な報告について説明しました。これらの報告における回帰式をまとめると図23のようになります。この図を見ると、HbA1c 6〜7%ではどの回帰式も近い所を通りますが、報告によって勾配が異なるため、HbA1cが高値になると大きくずれてきます。報告によって回帰式の勾配が大きく異なる原因として考えられることは、

(1)対象者の差、(2)統計学的解析法の差などです。

対象者については、1 型糖尿病や血糖コントロール不良例では HbA1c がやや低値になる傾向があります。従って、対象者や血糖コントロール状態が異なると勾配が影響を受ける可能性があります。また、対象者のデータの分布幅が関係している可能性もあります。対象者のデータの x 軸に対する分布幅が小さいと、回帰式の勾配が小さくなりやすいという現象があります。このため広い範囲に通用する回帰式を得るためには、データが x 軸の広い範囲に分布している必要があります。

統計学的解析法に関しては、x 軸に平均血糖を採用するか、HbA1c を採用するかによって回帰直線が大きく異なります。上記の報告では、Bergenstal らは x 軸に平均血糖を採用していますが、それ以外は x 軸に HbA1c を採用しています。x 軸の項目が変われば回帰式は大きく変わ

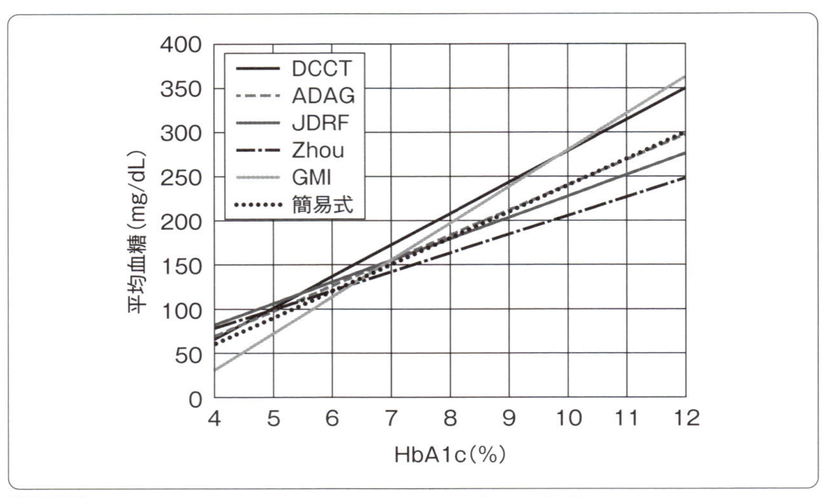

図23 各研究における平均血糖と HbA1c の回帰式の比較

りますので、どちらをx軸にするかは回帰分析では非常に重要な問題です。

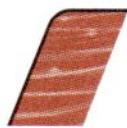

平均血糖と HbA1c の標準的な関係式

このようにこれまでの研究による平均血糖と HbA1c の関係式は報告によって異なりますので、両者の関係式を一つの式に決定することは簡単にはできません。また、いずれの報告でも患者によって平均的な値から 1%以上のバラツキを示しますので、全ての患者に共通して使える関係式は存在しないことになります。しかし、臨床的な視点からは、平均血糖と HbA1c に関する標準的な関係式を決定しておくことが必要です。標準式が決定できれば、各患者の HbA1c を血糖に比例した標準値とその標準値からのずれという 2 つの要因に分けて捉えることができるからです。

では標準式をどのように決めればよいでしょうか? 平均血糖と HbA1c の標準式に必要な条件をまとめると次のようになります。

(1) できる限り文献に準拠すること
(2) HbA1c 軸の 2.15%を通過すること
(3) 臨床的に使いやすい関係式であること

(1)は当然の条件ですが、過去の文献の中で、平均血糖と HbA1c の関係を最も詳細に調べた論文は ADAG Study ですので、この報告をベースに考えたいと思います。(3)は必要条件ではなく、臨床的な要望です。

(2)に関しては少し説明が必要です。かつては、HbA1c は平均血糖に比例すると考えられていました。ところが、国際標準化の過程で、現行の HbA1c(NGSP)値は 2.15%のゲタを履いており、平均血糖=0 に対応する HbA1c(NGSP)は 2.15%になることが判明しました[6)]。従って、平均血糖=0、HbA1c(NGSP)=2.15%の所が両者の関係式にとっての実質的な原点となります。ADAG Study の回帰式では平均血糖＝0 に対応する HbA1c は 1.63%（46.7÷28.7＝1.63）になりますので、HbA1c 軸との交点は原点からやや離れています。

このように回帰式が原点を通らないのは、通常の回帰分析では原点を通ることを前提としないからですが、原点を通ることが確実な場合は、原点を通る回帰分析を行うという方法があり、この方がより正確な結果を得ることができます。原点を通る回帰分析を行うと、もちろん回帰式は HbA1c 軸の 2.15%の点を通過することになります。

このような条件を検討した結果、平均血糖と HbA1c の関係式として、私は次の簡易式を推奨しています。

HbA1c（NGSP、%）＝平均血糖（mg/dL）÷30＋2.0

この式を**図 23** に点線で示しますが、この簡易式は、ADAG Study の結果にほぼ一致し、HbA1c 軸の 2.0%の所を通過する式になっています。HbA1c 軸の通過点が、本来の 2.15%より 0.15%小さくなっていますが、HbA1c の精度や個人差を考えると、この差は非常に小さいので、あえて 2.0%という整数にしています。

とは言え、本当にこの簡易式でよいかどうか、心配される方も多いでしょう。**表 1** に ADAG 式と簡易式による推定平均血糖の比較を示します。HbA1c<7%の所では簡易式の方が血糖値がやや低値になりますが、HbA1c>7%の所ではほとんど差はなく、実用的に十分な近似式になっていると考えられます。

表1 ADAG式と簡易式による推定平均血糖の比較

HbA1c (%)	ADAG Study (mg/dL)	簡易式 (mg/dL)
5.0	97 (76-120)	90
6.0	126 (100-152)	120
7.0	154 (123-185)	150
8.0	183 (147-217)	180
9.0	212 (170-249)	210
10.0	240 (193-282)	240
11.0	269 (217-314)	270
12.0	298 (240-347)	300

まとめ

本章ではHbA1cと血糖値の関係について解説しました。HbA1cは原理的には先行期間の平均血糖を表しますが、HbA1cと血糖間の関係式は血糖測定法の進歩や調査対象の差により大きく異なっています。しかし、臨床的には、

HbA1c=平均血糖÷30+2

という簡易式を用いるのがとても便利です。この式は係数と定数がきれいな整数になっていますので、平均血糖とHbA1c間の変換が暗算で計算でき、非常に便利です。本書では、臨床的な問題を扱う場合は、原則としてこの簡易式を用いる方針です。

参考文献

1) Rohlfing CL, et al: Diabetes Care 25:275-8, 2002
2) Nathan DM, et al: Diabetes Care 31:1473-8, 2008.
3) JDRF CGM Study Group: Diabetes Care 34:540-4, 2011.
4) Zhou J, et al: PLoS ONE 8:e83827, 2013.
5) Bergenstal RM, et al: Diabetes Care 41:2275-80, 2018.
6) Hoelzel W, et al: Clin Chem 50:166-74, 2004

2章

グリコアルブミンはいつの血糖を表すか？

グリコアルブミン：第２の血糖コントロール指標

本章のテーマはグリコアルブミンです。糖尿病患者さんにおける血糖コントロール指標としてはHbA1cが標準ですが、HbA1cが常に最良の血糖コントロール指標となるわけではありません。溶血性貧血や肝疾患、腎疾患などを合併している場合は、赤血球寿命が短縮してHbA1cが相対的に低値になります。鉄欠乏性貧血などでは、逆に赤血球寿命が延長してHbA1cが相対的に高値になります。教育入院などで血糖コントロールが急に改善した場合や、合併疾患により血糖コントロールが急に悪化した場合も、HbA1cの変化が遅れ、正しい血糖コントロール状態を示さなくなります。

HbA1cのこのような欠点を補うため、HbA1cに代わる第２の血糖コントロール指標が求められていました。この求めに応じて開発されたのがグリコアルブミンです。実用に耐えるグリコアルブミン測定装置が開発されたのは1990年頃ですが、それ以来、グリコアルブミンの臨床応用が広く研究され、現在ではHbA1cに次ぐ第２の血糖コントロール指標となっています。

私達はグリコアルブミンの開発当初から、HbA1cとグリコアルブミンの特徴や使い分け方などについて研究してきました。その結果、HbA1cだけでは分からなかった多数の問題が浮かび上がり、現在の数理糖尿病学へと発展しました。糖尿病患者さんの治療状態を正確に把握するためにはHbA1cだけではなく、グリコアルブミンを併用することが必須です。グリコアルブミンを測ることにより、糖尿病に対する複眼的な見方が可能になり、糖尿病患者さんの病態をより深く把握することが可能になります。今回は、このグリコアルブミンの基本的な特徴について説明します。

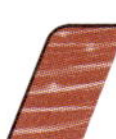

グリコアルブミンの構造、測定法、単位

1 グリコアルブミンの構造

グリコアルブミンはアルブミンにグルコースが結合したものですが、アルブミンには、図１に示すように、主なグルコース結合部位が４カ所も存在します。これらのうち、グルコースが最も結合しやすい部位はLys-525ですが、高血糖になるとその他の部位にもグルコースが結合し、１つのアルブミンに複数のグルコースが結合することになります。

2 グリコアルブミンの測定法

HbA1cの場合は測定の対象となるグルコースの結合部位はN末端の１カ所だけですので、測定法が変わっても大きな問題は発生しません。しかし、グリコアルブミンの場合は、１個のアルブミンに複数のグルコースが結合するため、測定法が変わると測定結果も変わるという問題が発生します。

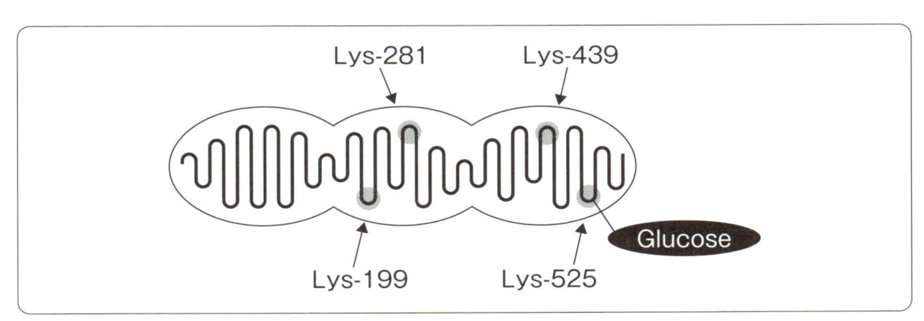

図１ グリコアルブミンの構造とグルコース結合部位

グリコアルブミンの測定法には、図２に示すようにアフィニティカラム法と酵素法があります。アフィニティカラム法は最初に開発された測定系で、第１のイオン交換カラムでアルブミンを分離し、第２のホウ酸アフィニティカラムでグリコアルブミンと非グリコアルブミンを分離し、グリコアルブミンの割合を求めます。このアフィニティカラム法は専用機が必要で、大量の検体処理が困難でした。

酵素法は特異的酵素を用いてアルブミン中の糖化リジンを切り出し、発色させて定量します。別途、アルブミン量を測定し、アルブミン１分子当たりの糖化リジン数を計算します。酵素法の利点は、汎用の自動分析機で大量の検体を処理できることです。

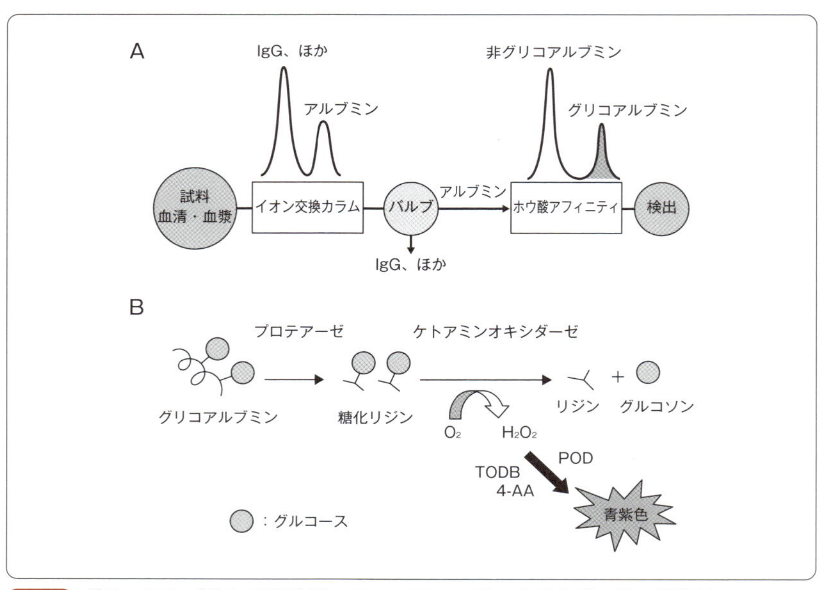

図２ グリコアルブミンの測定法。A：アフィニティカラム法、B：酵素法

この両者は単に測定法が異なるだけではなく、測定原理が根本的に異なるため、測定結果も異なるという問題を有しています。このことを考えるため、図３のような状態を考えてみましょう。この図では、10個のアルブミンに対し、グルコースが１つ結合したものが２個、グルコースが２つ結合したものが１個あります。アフィニティカラム法では、糖化アルブミンの割合を求めるため、グリコアルブミン値は30%となります。一方、酵素法は、アルブミンに結合したグルコース数をカウントするため、グリコアルブミン値は40%と報告されます。

このように両者は測定原理が異なるため、本来は測定値が異なります。しかし、現在の酵素法の測定システムは、測定結果がアフィニティカラム法と一致するようにパラメーターが調整されています。現在の日本国内ではグリコアルブミンは全て酵素法で測定されていますので、このことが問題になることはありませんが、国際的標準化を行う場合は、改めて問題になる可能性があります。

3 グリコアルブミンの単位と標準化

このように、グリコアルブミンには２つの測定法がありますが、両者は測定結果が異なるだけでなく、生化学的な意味も異なっています。アフ

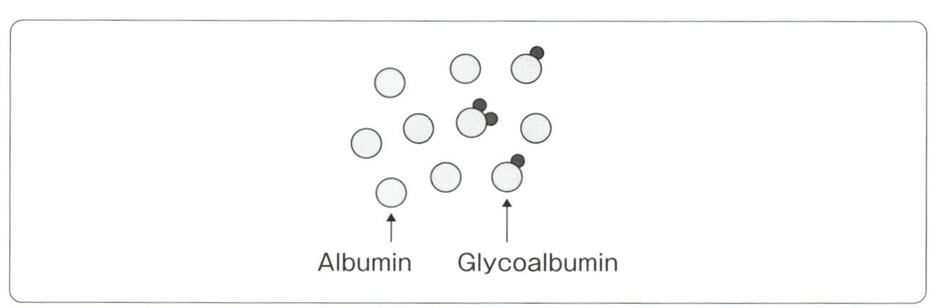

図３ グリコアルブミンの測定法と測定結果（アフィニティカラム法：30%、酵素法：40%）

ィニティカラム法は糖化アルブミンの割合を示していますので、測定原理から考えると、測定結果を%で表示するのがふさわしく、測定値は0～100%になります。これに対し、酵素法はアルブミンに結合した糖化リジン数を測定します。つまり、酵素法は糖化リジンmol数/アルブミンmol数を測定するわけです。従って、測定結果はmol/molで表示するのが正しいことになります。現在は酵素法の結果も%で表示されていますが、%表示は原理的に正しくないだけでなく、測定結果も0～400%の広がりを持つことになります。生化学的な原理を考えると、名称もアフィニティカラム法の結果は「グリコアルブミン」という名称が適切ですが、酵素法の結果は「グリコアルブミン」という名称は適切でなく、「アルブミン結合糖化リジン(Albumin-Bound Glycated Lysine)」と呼ぶのが生化学的に最も適切な名称となります。

では、どちらの測定系がより正確でしょうか? 血糖値との比例性という観点で見ると、酵素法が圧倒的に優れています。その最大の理由は高血糖時の飽和効果です。グリコアルブミンはHbA1cに比し、3～4倍の高値になるため、高血糖になると50%以上の高値を示す症例もしばしば出てきます。アフィニティカラム法では高血糖になると飽和効果のため、グリコアルブミン値が血糖値に比例して上昇しなくなりますが、酵素法では最高値が4mol/mol(400%)になるため、0.5mol/mol(50%)程度では飽和効果は小さく、血糖値に対する比例性が保たれます。

現在、日本糖尿病学会と日本臨床化学会でグリコアルブミンの標準化が進められています。この標準化に関する委員会で、グリコアルブミンは「アルブミン結合糖化リジン」と定義されています。標準化と共にグリコアルブミンの単位もmol/molに変更される予定です。

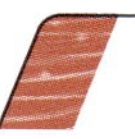

グリコアルブミンはいつの血糖を表すか？

次に、「グリコアルブミンはいつの血糖を表すか？」について考えてみましょう。HbA1cの代謝が赤血球の生成と代謝に支配されているのに対し、アルブミンは生成後直ちに血中に放出され、血管や皮下を循環しながら一定のクリアランスで代謝されます。この代謝機構の差により、グリコアルブミンと血糖の関係はHbA1cの場合と少し異なります。

図４に、グリコアルブミンの生成と代謝を模式的に示します。図４では灰色の大きい丸がアルブミン、小さい丸がグルコース、アルブミンにグルコースが結合したものがグリコアルブミンを示しています。Aが最初の状態で、グリコアルブミンが４個存在していると仮定します。ここで少し時間が経過すると、Bに移行しますが、この間にグリコアルブミンと非糖化アルブミンの一部が代謝され、同時に残ったアルブミンの一部が糖化されます。また、新しく生成されたアルブミンが血中に入ってきます。

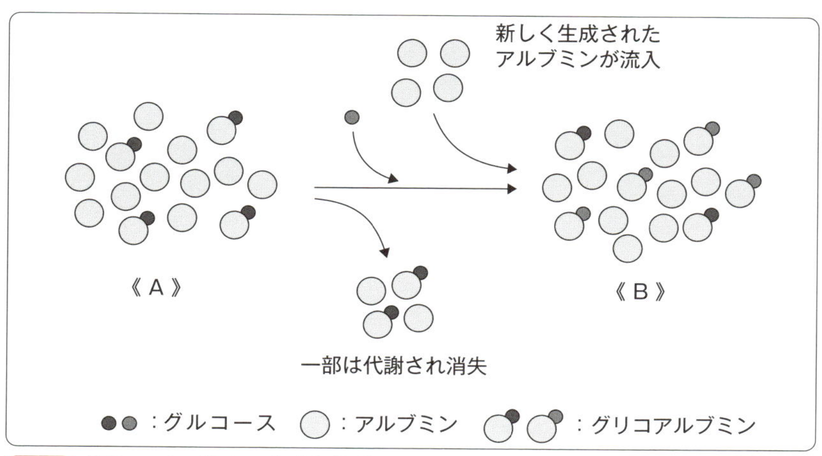

図４ グリコアルブミンの生成と代謝

そこで、時間を追ってグリコアルブミンの変化を観察しましょう。**図5**にグリコアルブミンの時間的変化を示します。左上のAが最初の状態です。Aの状態でも既にグリコアルブミンが存在するはずですが、ここでは無視します。Aからアルブミンの代謝半減期($T_{1/2}$ = 14〜20日)だけ時間が経過した状態がBです。半減期の間に生成されるグリコアルブミン数を4個とすると、Bでは4個の濃い灰色のグリコアルブミンが生成されています。ここから更に半減期分だけ時間が経過するとCになります。半減期分だけ時間が経過していますから、アルブミンとグリコアルブミンの半数が代謝され、濃い灰色のグリコアルブミンは2個になっています。しかし、この間に新たに薄い灰色のグリコアルブミンが4個生成されています。ここから更に半減期分だけ時間が経過するとDになります。ここでは、古い、やや古いグリコアルブミンはそれぞれ半数が代謝され、残っているのはそれぞれ1個および2個になっています。ここでも新たにグリコアルブミンが4個生成されています。

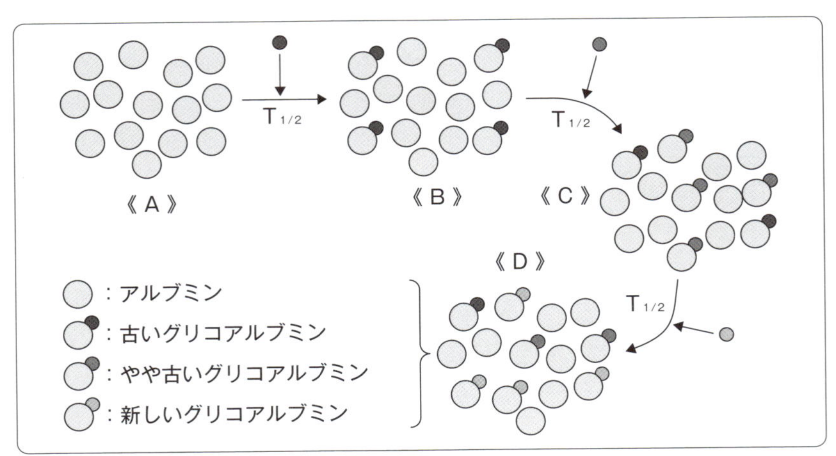

図5 グリコアルブミンと過去の血糖の関係

このＤの状態でグリコアルブミンを測定したとすると、血中には、古いグリコアルブミンが１個、やや古いグリコアルブミンが２個、新しいグリコアルブミンが４個存在しています。グリコアルブミンの生成された時期を考えると、グリコアルブミン値に最も寄与しているのは最近の血糖であり、古い時期の血糖ほど寄与率が小さくなることが分かります。また、半減期ごとにグリコアルブミンの 1/2 が代謝されることを考えると、過去の血糖の寄与率は時間とともに指数関数的に減少することが分かります。

これらの結果をまとめると、グリコアルブミンと過去の血糖の関係は図６のようになり、血糖を反映する期間は HbA1c の約 1/2 になります。HbA1c が赤血球寿命である過去 120 日間の血糖のみを反映するのに対し、グリコアルブミンは理論的には無限の過去の血糖までが寄与することになります。ただし、実質的には過去２カ月までの血糖が寄与すると考えれば十分です。

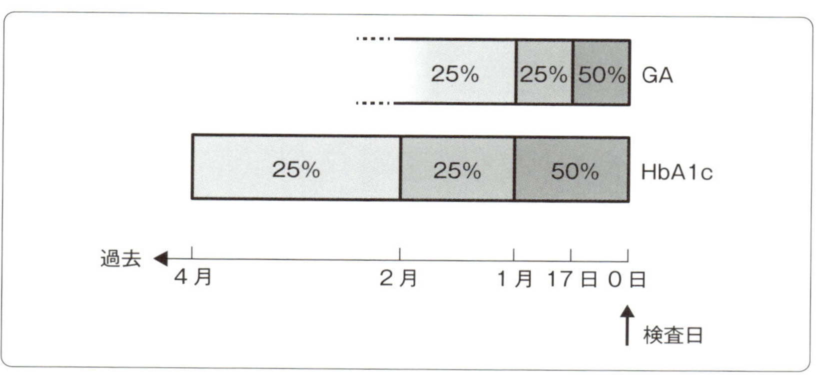

図６ グリコアルブミン（GA）および HbA1c と過去の血糖の関係

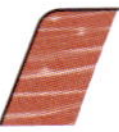

グリコアルブミンの臨床的特徴

1 グリコアルブミンは血糖変化を迅速に反映する

グリコアルブミンの最大の特徴は血糖変化に対する追随速度が速いことです。血中アルブミンの半減期は14～20日であるため、グリコアルブミンの半減期も14～20日となります。その結果、血糖コントロールが変化すると、2～3週でその変化を正確に把握することができます。

2 HbA1cが異常値を示す場合の代替マーカー

グリコアルブミンの第2の特徴は、HbA1cが異常値を示す場合に、HbA1cの代替マーカーとなることです。HbA1cは赤血球寿命の影響を受けるため、表1に示すような多数の疾患によって影響を受けます。各疾患とHbA1cの関係は、赤血球寿命が短縮するとHbA1cが低値となり、赤血球寿命が延長するとHbA1cが高値になります。

肝硬変や腎不全では赤血球寿命が大きく短縮するためHbA1cも大きく低下します。鉄欠乏性貧血では赤血球寿命が代償的に延長するため、HbA1cが高値になります。しかし、鉄剤を投与すると幼弱赤血球が増加し、HbA1cが低値になります。注意を要するのは、血糖不安定例や血糖コントロール高度不良例でHbA1cが相対的に低値を示すことです。異常ヘモグロビン症の場合はHbA1cが低値になることが多いですが、基本的にヘモグロビンがHbAではありませんので、HbA1cで血糖コントロール状態を把握することは困難と考えられます。

HbA1cが異常値を示す症例では、グリコアルブミンを測定することが必要です。グリコアルブミンによる血糖コントロール状態の判定は、

換算HbA1c＝グリコアルブミン÷4＋2

という換算式を用いてHbA1cに変換すれば、通常のHbA1cと同じスケールで血糖コントロール状態を判定することができます（この換算式については次節で説明します）。

注意すべきは、グリコアルブミンにも異常値をきたす疾患があることです。表２にグリコアルブミンが異常値をきたす疾患を示しますが、これらの疾患によりアルブミンの代謝半減期が変化すると、グリコアルブミンが異常値を示します。

HbA1c、グリコアルブミンの双方に影響のある疾患もあります。代表的な疾患の一つが肝硬変です。肝硬変の場合は、赤血球寿命の短縮によりHbA1cが低値になりますが、一方で、血中アルブミンの代謝が低下し、

表１　HbA1cが異常値を示す病態

A. HbA1cが低値を示す場合
- 1. 赤血球寿命の短縮
  - 妊婦
  - 慢性腎不全（尿毒症、血液透析）
  - 溶血性貧血（自己免疫性、破砕性、膜異常）
  - 肝硬変
  - １型糖尿病、血糖コントロール高度不良
- 2. 赤血球の産生亢進
  - 貧血の回復期（鉄剤、EPOの開始）

B. HbA1cが高値を示す場合
- 1. 赤血球寿命の延長
  - 鉄欠乏性貧血
- 2. 赤血球の産生低下
  - EPOの減量時

C. 異常ヘモグロビン症

グリコアルブミンが高値になります。古賀ら[1]は、肝硬変の場合はHbA1cとグリコアルブミンの双方を測定した上で、グリコアルブミンをHbA1cに換算し、この換算HbA1cと実測HbA1cの平均をとるのがよいと報告しています。

糖尿病腎症の場合は、ネフローゼを伴うとアルブミン半減期が短縮し、グリコアルブミンが低値になります。一方、腎不全に伴って赤血球寿命が短縮するとHbA1cも低値になります。従って、糖尿病腎症ではHbA1cもグリコアルブミンも共に低値になる可能性があります。このような場合は、SMBG(Self-Monitoring of Blood Glucose)やCGM(Continuous Glucose Monitoring)を用いて血糖コントロールを把握することが必須になります。腎症が悪化し、血液透析を開始すると、ネフローゼの影響がなくなり、グリコアルブミンが標準的な血糖コントロール指標になります[2]。

表2 グリコアルブミンが異常値を示す病態

A. グリコアルブミンが低値を示す場合
- 1. アルブミンの代謝亢進
  - 高度の蛋白尿(ネフローゼ)
  - 甲状腺機能亢進症
  - 高度肥満
- 2. アルブミンの産生亢進
  - 出血・炎症によるアルブミン喪失後

B. グリコアルブミンが高値を示す場合
- 1. アルブミンの代謝遅延
  - 低アルブミン血症
  - 肝硬変
  - 浮腫、腹水
  - 甲状腺機能低下症

3 HbA1cに対するhigh glycatorとlow glycatorの診断

現在の糖尿病学では、HbA1cが中心的な血糖コントロール指標になっていますが、上記のようなHbA1cに影響する特別な要因を持たないにもかかわらず、HbA1cが標準値より1%以上も高値になる例や1%以上も低値になる例が多数存在します。このような症例はhigh glycatorあるいはlow glycatorと呼ばれています。来院時血糖やSMBGの結果とHbA1cが一致せず、high glycatorあるいはlow glycatorの可能性が疑われる症例では、グリコアルブミンを測定することが必要です。

4 グリコアルブミンと食後血糖の関係

食後血糖の高い例ではグリコアルブミンがHbA1cに比し相対的に高値になることが報告されています。この結果から、グリコアルブミンは食後血糖を反映すると言われています。しかし、グリコアルブミンと食後血糖の関係を直接的に証明した報告はなく、両者の本当の関係は分かっていません。高血糖例や血糖不安定例ではHbA1cが相対的に低値になることを考えると、単純に「高血糖状態でもグリコアルブミンは平均血糖に正確に比例している」という意味である可能性もあります。従来のSMBGでは一日の血糖変動を正確に把握することは困難でしたが、CGMを用いればこの問題に対する正しい答えを得ることができそうです。

5 糖尿病合併症予測因子

グリコアルブミンは糖尿病合併症の発症・進展を予測する合併症予測因子になっています。グリコアルブミンは、基本的に平均血糖に比例する指標ですから、グリコアルブミンが糖尿病合併症の予測因子になることは当り前です。

ところが、Nathanら[3]が、DCCT研究の保存血清を用いてグリコアルブミンを測定し、糖尿病合併症との関連を調べたところ、グリコアルブミンは単なる糖尿病合併症予測因子ではなく、HbA1cとは独立した合併症予測因子でした。これは何を意味するのでしょうか？

図7にHbA1cとグリコアルブミンを同時測定した場合のデータを示しますが、両者の相関係数はR=0.75でした。この相関係数の値は臨床検査としては極めて高い値ですが、それでも図7を見ると両者間にはまだ無視できないバラツキがあります。バラツキの大きさは、HbA1cで見ると最大±1%のバラツキになり、グリコアルブミンで見ると最大±4%のバラツキになります。

このようなバラツキの存在を考えながら、改めて「両指標が独立した合併症予測因子になる」という事実の意味を考えましょう。グリコアルブミンがHbA1cとは独立した合併症予測因子であるということは、HbA1cが同値であってもグリコアルブミン高値例の方が合併症が出やすいことを

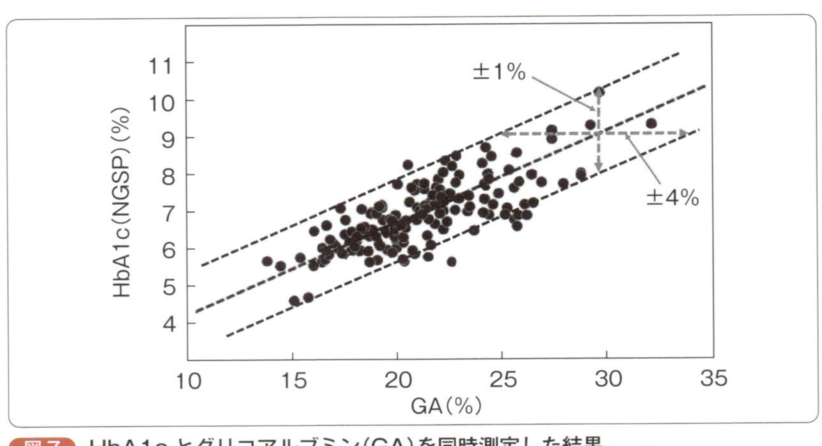

図7 HbA1cとグリコアルブミン(GA)を同時測定した結果

意味しています。逆に、グリコアルブミンが同値であっても、HbA1c高値例の方が合併症が出やすいと言うこともできます。このように考えると、血糖コントロール指標としてHbA1cあるいはグリコアルブミンの一方だけを測定するのでは不十分であり、双方を測定することが望ましいということがよく分かるかと思います。

まとめ

本節ではグリコアルブミンに関する基本的な特徴と臨床的有用性について解説しました。これまでの糖尿病治療指針ではHbA1cをgold standardとしてきましたが、HbA1cだけでは不十分であることが分かってきました。HbA1cと共にグリコアルブミンを測定すると、HbA1cだけでは見えなかった問題が見えるようになり、各患者さんの血糖コントロール状態をより深く把握することができます。1年に1～2回で十分ですので、全ての患者さんにグリコアルブミンを測定し、HbA1cで血糖コントロールを正確に把握できているかどうかを確認しましょう。

参考文献

1） Koga M: Diab Res Clin Prac 81:258-262, 2008
2） 日本透析医学会：透析会誌 46:311-357, 2013
3） Nathan et al. Diabetes 63:282-290, 2014

HbA1c とグリコアルブミンの相互変換

ここからは「HbA1c とグリコアルブミンの相互変換」について考えていきます。糖尿病患者の血糖コントロール指標としては HbA1c が最良のマーカーとされています。しかし、HbA1c では血糖コントロール状態を把握できない症例があることや、血糖が急速に変化した場合は HbA1c の変化が遅れることが問題になっていました。このため、HbA1c に代わる第 2 の血糖コントロール指標が求められ、グリコアルブミンが開発されました。ところが、グリコアルブミンが普及すると共に、多数の臨床家から「グリコアルブミン値から血糖コントロール状態を判定するのが難しい」との指摘が寄せられました。日々の診療に用いている HbA1c とは異なり、グリコアルブミンには親しみがなく、数値を見ても高低に関する実感が湧かないのは仕方がありません。

このような要請に応えるため、私たちは両者が共に血糖に比例する指標であると考えて、

$$\text{HbA1c(NGSP)} = \text{グリコアルブミン} \div 3$$

というグリコアルブミンから HbA1c への変換式を提案しました。しかし、この式を提案した頃、私たちは重要なことが理解できていませんでした。それは

(1) HbA1c がゲタを履いていること

(2) 通常の回帰分析では正しい変換式が得られないこと

の 2 つでした。前者は、HbA1c の国際標準化の過程で明らかになり、NGSP 値は 2.15%という大きなゲタを履いていることが分かりました[1)]。後者に関しては、Deming 法という高度な統計手法を使う必要があること

が分かりました(注 1)。

これらの結果、現在では

HbA1c(NGSP)=グリコアルブミン÷4+2

というのが HbA1c とグリコアルブミンの正しい変換式となっています。この変換式はグリコアルブミンから HbA1c だけでなく、HbA1c からグリコアルブミンへも正しく変換できます。

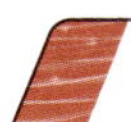

回帰分析の方法

現在、パソコンで簡単に統計学的解析ができますので、統計学をきちんと学ばなくても解析ができてしまいます。しかし、統計学では、対象とするデータが一定の条件を満たすことが前提となっており、データがその前提条件を満たさない場合、正しい結果を得ることはできません。

回帰分析に焦点を絞ると、通常の回帰分析における前提条件は次のようになっています。

(1) 誤差によるバラツキが無ければ、x-y 間に y=ax+b という直線関係が存在する。

(2) データの x には誤差がなく、y にのみランダムな誤差がある。

(3) y の誤差の大きさは、x に依存せず、どこでも同じである。

これらの条件は、HbA1c とグリコアルブミンの変換式を考える場合、非常に重要ですので、詳しく説明したいと思います。

1 従来法による回帰分析

回帰分析では、図 8 に示すようなデータから x、y 間の回帰直線を計算します。回帰分析の目的は、図 9 に示すように x-y 間に y=ax+b という直線関係があると仮定し、この直線の係数 a と b を統計学的に求めることです。直線関係が仮定できない場合は、回帰分析をしても正しい結果は得ることはできません。

データのバラツキに関しては、従来法による回帰分析では、x には誤差がなく、y にのみ誤差があることを前提としています。従って、データは図 10 に示すように y 方向にのみ分散していると仮定しています。この分散の方向性は非常に重要で、図 11 のように、x、y を逆転すると正し

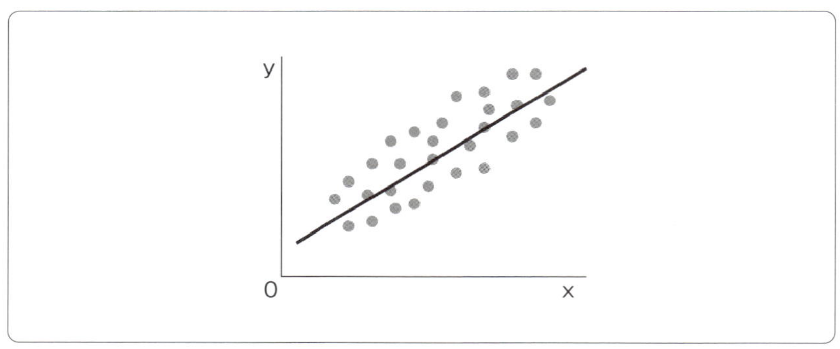

図8 分散したデータから回帰直線を計算する

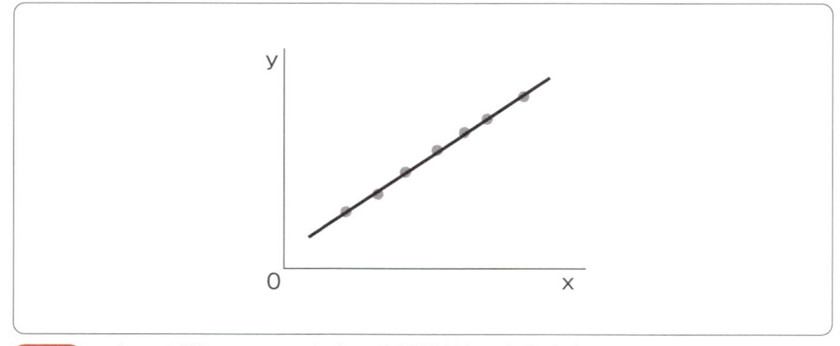

図9 x と y の間に y=ax+b という関係があると仮定する

い結果を得ることはできません。

従来法による回帰直線の計算法は統計学の教科書に詳しく出ていますが、結果だけを書くと、変数x、y間の回帰直線を

$$y=ax+b$$

とすると、a、bおよびx-y間の相関係数Rは図12に示す式で与えられ

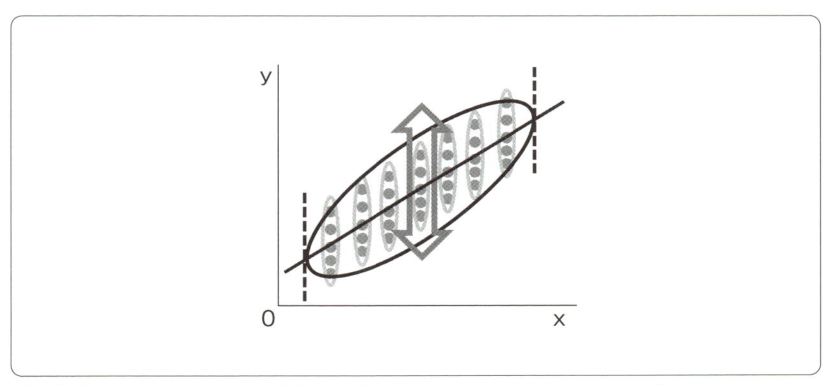

図10 y方向にのみ誤差があると仮定する。データはy方向に分散する

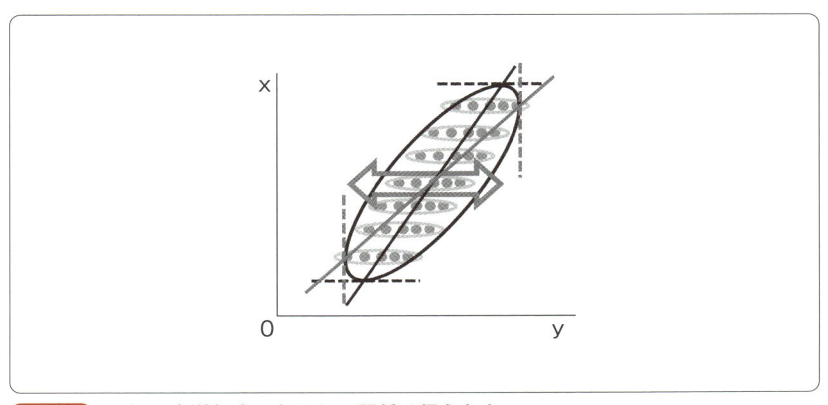

図11 xとyを逆転すると正しい関係は得られない

ます。

2 x、y 双方に誤差のあるデータの従来法による回帰分析

では、x、y 双方に大きな誤差による分散がある場合はどうすればよいのでしょうか？ 双方に誤差があっても、一方の誤差が大きく、他方の誤差が小さい場合は、誤差の小さい方を x とすれば、正しい回帰直線に近い結果を得ることができます。

では、x、y の誤差の大きさはどのようにして比べればよいでしょうか？ x の誤差を ε_x、y の誤差を ε_y とした時、単に ε_x と ε_y を比較すれば良い

$x-y$ 間の回帰直線を $y=ax+b$ とすると、
a、b および相関係数 R は

$$a=\frac{S_{xy}}{S_{xx}}$$

$$b=y_0-ax_0$$

$$R=\frac{S_{xy}}{\sqrt{S_{xx}S_{yy}}}$$

で与えられる。ただし、x_0、y_0 は x および y の平均値で、S_{xx}、S_{xy}、S_{yy} は

$$S_{xx}=\sum_{i=1}^{n}(x_i-x_0)^2$$

$$S_{xy}=\sum_{i=1}^{n}(x_i-x_0)(y_i-y_0)$$

$$S_{xx}=\sum_{i=1}^{n}(y_i-y_0)^2$$

で与えられる（n はデータ数）。

図 12 従来法による回帰分析の計算法

わけではありません。統計学的な観点からは、データ x の分布の標準偏差を σ_x、データ y の分布の標準偏差を σ_y とした時、ε_x/σ_x と ε_y/σ_y を比較し、両者のうちの小さい方を x とすれば比較的よい結果が得られます。

それでは、x、y 双方に同程度の誤差があり、共に無視できない場合はどのようにすればよいのでしょうか？ 分かりやすく考えるため、x、y の誤差は等しく、互いにランダムに発生する場合を考えましょう。この場合、図 13 に示すように、データは元の点の周囲に円形に分散することになります。

元のデータが y＝ax＋b の直線に沿ってランダムに分布し、誤差もランダムに分布すると、データは全体として楕円形に分布します。x、y の相関が小さい場合は分布の形は円に近い楕円になり、相関が大きい場合は細長い楕円になります。このようなデータを用いて、y＝ax＋b を仮定して回帰分析を行うと、回帰直線は y 軸に平行な直線（図 13 の破線）と楕円

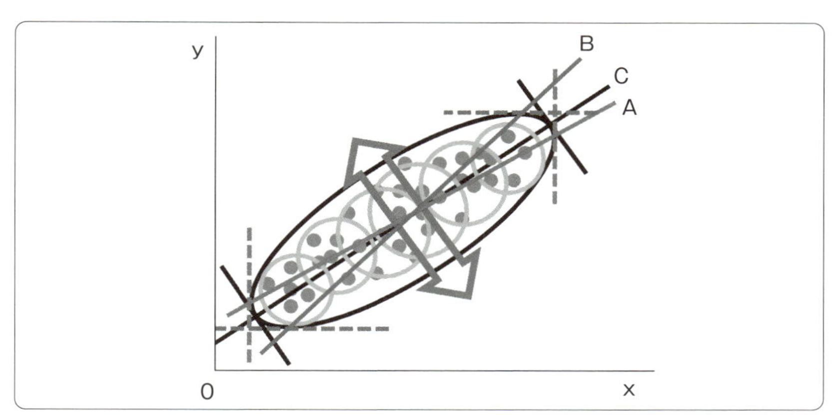

図 13 x、y 双方に同程度の誤差がある場合、個々のデータは円形に分散し、全データは楕円形に分布する

との接点(左右に2つある)を通る直線となります(図13の直線A)。逆に、x=cy+dを仮定して回帰分析を行うと、回帰直線はx軸に平行な直線(図13の破線)と楕円との接点(上下に2つある)を通る直線となります(図13の直線B)。正しいx-y関係は楕円の頂点を通る直線(図13の直線C)ですので、従来法では正しいx-y関係を得ることはできません。

3 x、y双方に誤差のあるデータのDeming法による回帰分析(注1)

x、y双方に誤差のある場合の回帰分析については、いろいろな方法が開発されています。それらのうち、臨床検査でよく用いられる方法の一つにDeming法という方法があります。Deming法による回帰分析の結果を

$$y = a_D x + b_D$$

とすると、a_Dは図14に示すやや複雑な式で与えられます。Deming法で重要なのはμという定数です。μはxおよびyの誤差分散の比を表す定数です。従来法とDeming法の関係を考えると、$\mu=\infty$とすると($\varepsilon_x=0$に相当する)、y=ax+bを仮定した場合の従来法の結果(図13の直線A)

x−y間の回帰直線を$y=a_D x+b_D$とすると、a_Dは

$$a_D = \frac{S_{yy} - \mu S_{xx} + \sqrt{(S_{yy} - \mu S_{xx})^2 + 4\mu S^2_{xy}}}{2S_{xy}}$$

で与えられる。ただし、μは

$$\mu = \frac{\varepsilon_y^2}{\varepsilon_x^2}$$

で与えられる定数(ε_x、ε_yは、x、yの標準誤差)。

図14 Deming法による回帰分析の計算法

と一致し、$\mu=0$ とすると（$\varepsilon_y=0$ に相当する）、$x=cy+d$ を仮定した場合の従来法の結果（図 13 の B）と一致します。Deming 法の結果はこの両者の中間的な回帰直線になります。Deming 法で解析するためには μ が必要ですが、μ さえ分かれば従来法よりも正確な回帰分析ができます。

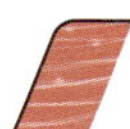

HbA1c とグリコアルブミンの相互変換式

1 当院の糖尿病患者のデータ

私達は HbA1c やグリコアルブミンに影響を与える要因を持たず、血糖コントロールの安定した患者さんを対象に、両指標の同時測定を行い、Deming 法で回帰分析を行いました。その結果を図 15 に示します[2)]。Deming 法の結果は

$$\mathrm{HbA1c(NGSP)} = \mathrm{GA} \times 0.25 + 2.01$$

となり、HbA1c とグリコアルブミンの相関係数は R=0.75 でした。図

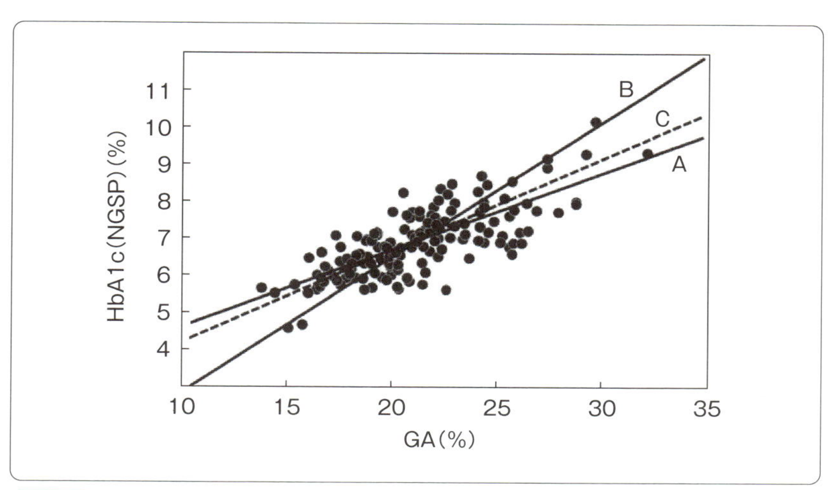

図 15 HbA1c(NGSP)とグリコアルブミンの回帰分析結果。A：従来法（独立変数はグリコアルブミン）、B：従来法（独立変数は HbA1c）、C：Deming 法

15で分かるように、Deming 法の結果は従来法の２つの回帰直線の中間になっています。

この Deming 法の結果は、

$$HbA1c(NGSP) = GA \div 4 + 2$$

と書くと分かりやすい簡単な式になります。係数がきれいな整数になりましたが、これは単なる偶然です。HbA1c を IFCC 値（国際標準値）で書くと、残念ながらきれいな整数でなくなります。ここで重要なことは、HbA1c（NGSP）には 2.15% の原点のずれが存在しますが、上記の変換式ではこの NGSP 値のずれがほぼ正確に再現されていることです。このことも上記の変換式が優れた変換式であることを支持しています。

2 DCCT データとの比較

Nathan ら[3]は、DCCT 研究の保存血清でグリコアルブミンを測定し、グリコアルブミンの有用性を検討しました。彼らは、従来法で HbA1c を独立変数、グリコアルブミンを従属変数として回帰分析を行っていますが、彼らの得た回帰式は、

$$GA = HbA1c \times 3.37 + 0.144$$

でした。この回帰式は HbA1c 軸と－0.04%のところで交差しますので、ほぼ原点を通ります。実際のデータに彼らの回帰式を重ねてみると図 16A のようになります。回帰式がデータ分布の中心軸を通っていませんが、従来法による回帰式は基本的に分布の中心軸を通りません。図 16B に私達の Deming 法による回帰式を重ねた結果を示しますが、私達の式はほぼデータ分布の中心軸を通っています。

まとめ

従来法による回帰分析は、x には誤差がなく、y にのみ誤差があることが前提となっています。ところが、HbA1c とグリコアルブミンの変換式を求める場合、両者にかなり大きな誤差があるため、従来法では適切な変換式を導くことができませんでした。私たちはこのようなデータを解析する方法として Deming 法を採用し、この方法で HbA1c とグリコアルブミンの変換式を求めました。その結果は、

HbA1c(NGSP)＝GA÷4＋2

となり、臨床データと非常によく一致することが確認されました。この変換式の優れている点は、グリコアルブミンを HbA1c に変換する場合だけでなく、HbA1c をグリコアルブミンに変換する場合にも用いることができることです。この変換式を用いると、HbA1c とグリコアルブミンの相互比較が簡単かつ正確になります。

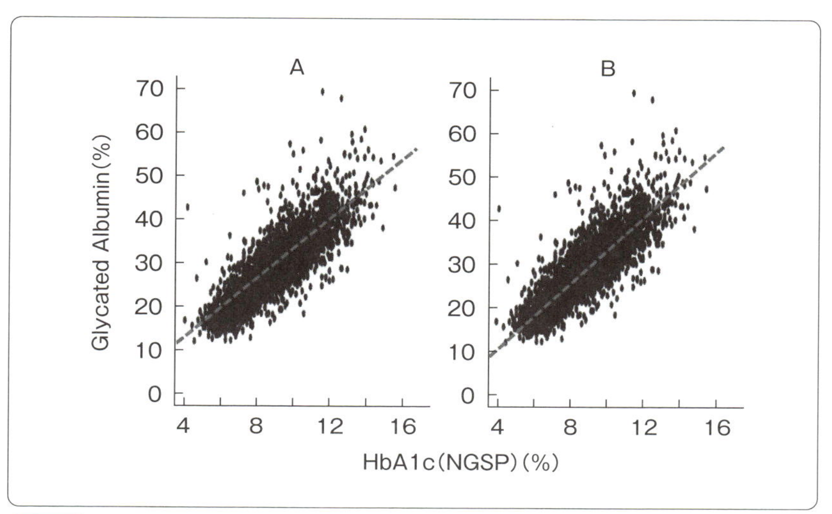

図 16 DCCT データにおける HbA1c とグリコアルブミン分布図と回帰式の比較。
A：Nathan らの回帰式、B：我々の回帰式（Nathan ら、2008 より改変）

注 1） Deming 法と Measurement Error Model 法

私たちが、HbA1c とグリコアルブミンの変換法について研究を始めた頃は、今のようなインターネットはなく、統計学の教科書を調べても、どのようにすればよいか全く分かりませんでした。数年かけてやっと Fuhler の "Measurement Error Models" という教科書[4]を見つけ、HbA1c とグリコアルブミンの変換式を発表できました。しかし、最近はインターネットが発達し、この問題を扱ったホームページがたくさん公開されています。これらのホームページのおかげで、私達もこの問題についてより深く理解できるようになりました。Deming 法は、Deming 博士によって初めて開発され、その後、Measurement Error Model 法という高度な統計学に発展したことが分かりました。私達に必要な解析法は Deming 法そのものですので、本章では Measurement Error Model 法ではなく、Deming 法と記載することにしました。Deming 法について詳しく知りたい方は、インターネットで検索してください。

参考文献

1） Hoelzel W: Clin Chem 2004;50:166-74.
2） Tahara Y, et al: Diab Res Clin Prac 2009;84:24-229.
3） Nathan DM, et al: Diabetes 2014;63:282-90.
4） Fuhler WA: Measurement Error Models, Wiley & Sons,1987

HbA1c とグリコアルブミンの乖離

ここまで説明してきた通り、糖尿病患者の血糖コントロール指標のうち、中心となるのは HbA1c ですが、HbA1c の欠点や弱点を補うためグリコアルブミンが開発されました。この２つの指標を用いると、血糖コントロール状態をより詳しく把握することができます。ところが、グリコアルブミンの臨床応用が進むとともに、両指標が大きく乖離する例が多数現われました。両指標は共に平均血糖に比例する指標ですが、合併疾患や個人差によってその数値が大きく影響され、症例によっては両者が大きく乖離します。

両指標が乖離する原因は、初めは合併疾患のみと考えられていました。合併疾患による乖離は、それぞれの疾患に応じた特有の乖離をし、かつ、その大きさは合併疾患の重症度に比例すると考えられます。従って、これらの指標を読む場合、合併疾患の重症度を勘案しながら血糖コントロール状態を判定すればよいと考えられました。

ところが、臨床データをよく観察すると、このような合併疾患を有しないにもかかわらず、両指標が大きく乖離する例が非常に多いことが分かってきました。このような症例では、血糖コントロール状態を正しく判定することが非常に難しくなります。本節では、HbA1c とグリコアルブミンの乖離に焦点を絞り、原因、臨床的意味、定量的解析法などについて解説したいと思います。

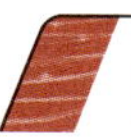

HbA1c とグリコアルブミンの乖離の原因

HbA1c とグリコアルブミンが乖離する原因は、血糖以外の要因により両指標が影響を受けることが原因です。HbA1c とグリコアルブミンに影響する要因については第２章の冒頭「グリコアルブミン：第２の血糖コントロール指標」で詳しく述べましたが、合併疾患と個人差の２つに分けることができます。

合併疾患による乖離は、多くの場合、その疾患により赤血球寿命あるいはアルブミン半減期が変化することが原因です。溶血性貧血や肝硬変、腎不全などでは赤血球寿命が短縮し、HbA1c が相対的に低値になります。鉄欠乏性貧血では赤血球寿命が延長し、HbA1c が相対的に高値になります。肝硬変や低アルブミン血症、浮腫などの場合はアルブミン半減期が延長し、グリコアルブミンが相対的に高値になり、高度の蛋白尿ではアルブミン半減期が短縮し、グリコアルブミンが相対的に低値になります。これらの疾患による HbA1c とグリコアルブミンの乖離に対する影響は疾患の重症度に比例し、病状が変化しない限り一定です。

個人差による乖離は、赤血球寿命とアルブミン半減期に生来の個人差が存在することが原因です。赤血球寿命は平均 120 日ですが、100～140 日と幅があります。この赤血球寿命の長さに応じて HbA1c が大きな個人差を示すことになります。同様に、アルブミン半減期にも 14～20 日と幅があり、グリコアルブミンに大きな個人差を引き起こします。通常の糖尿病外来における乖離の原因は、このような個人差によるものが大多数を占めています。

合併疾患による乖離と個人差による乖離の双方を有する症例では、２つが重なって著明な乖離を示す場合と、打ち消しあって見かけ上、乖離がなくなる場合があります。従って、乖離の有無だけで各症例の病態を断定することはできず、症例ごとに慎重に検討することが必要です。

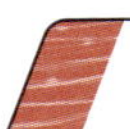

乖離のモデル化

乖離を定量的に扱うため、HbA1cとグリコアルブミンに関するモデルを構築しましょう。HbA1cは平均血糖に比例する指標ですが、NGSP値で表すと2%の下駄を履いています。このため、HbA1cのうち血糖に比例する部分をGHとすると

$$GH = HbA1c(NGSP) - 2$$

となります。HbA1cをNGSP値でなく、IFCC値で書けばこの2%の下駄はなくなりますが、日本ではNGSP値を標準としていますので、本稿ではNGSP値で話を進めます。このようにすると、平均血糖(MPG)とGHの関係は

$$GH = f_{GH} \times MPG$$

と書くことができます。f_{GH}は単位血糖当たりのGHの増加量を示す比例定数で、ヘモグロビン糖化係数(Hemoglobin Glycation Factor)と呼びます。

グリコアルブミン(GA)の場合はHbA1cのような原点のずれはありませんので、GAとMPGの関係は

$$GA = f_{GA} \times MPG$$

と書くことができます。f_{GA}は単位血糖当たりのGAの増加量を示す比例定数で、アルブミン糖化係数(Albumin Glycation Factor)と呼びます。

このf_{GH}とf_{GA}が合併疾患や個人差によって変化すると、GH、GAに個

人差が発生することになり、結果として、両者が乖離することになります。GA/GH 比を計算すると、

$$R = GA/GH = f_{GA}/f_{GH}$$

となりますので、血糖の影響をきれいに取り除くことができます。f_{GH} と f_{GA} は個人ごとに決まった定数ですので、R も個人ごとに決まった定数になります。

ここで大切なことは、比を取る場合に HbA1c ではなく GH を用いることです。これまでに報告された文献では、R として GA/HbA1c 比を採用したものが大多数ですが、この場合は

$$R = GA/HbA1c = f_{GA} \times MPG/(f_{GH} \times MPG + 2)$$

となるため、血糖の影響を完全に除くことができません。この式を用いると、血糖コントロールが変化すると R も変化するため、R が個人ごとの定数になりません。

HbA1c とグリコアルブミンの乖離の恒常性

HbA1c とグリコアルブミンの乖離は、時間が変わっても一定でしょうか？ 私たちが調べた結果では、大多数の症例で HbA1c とグリコアルブミンの関係は長期に渡って一定でした。図 17 に 1 例を示します。この図では左上に HbA1c の経過図、左下にグリコアルブミンの経過図、右側に HbA1c とグリコアルブミンの対比図を示しています。この症例では、HbA1c とグリコアルブミンはともに大きな季節変動を示していますが、両者は対比図では

$$GA/GH = 一定$$

という直線に沿って変動しています。症例によってこの直線の勾配が変わりますが、GA/GH 比は病態が大きく変化しない限り、長期に渡って一定

になると考えられます。

注意すべきは教育入院の直後におけるHbA1cとグリコアルブミンの乖離です。教育入院直後は血糖が急速に低下するためHbA1cとグリコアルブミンが一過性に乖離します。これは両指標の追随速度が異なるための現象なので、本当は乖離ではなく追随の遅れです。追随の遅れによる一過性の乖離は、本来の乖離とは分けて考えることが必要です。

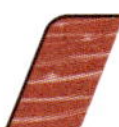

個人差による乖離の分布

次に、Rがどのような分布をするかについて検討しましょう。合併疾患による乖離は、合併疾患の重症度に比例します。しかし、個人差による乖離については、どの症例がどのような乖離を起こすかを判定する臨床的方法は分かっていません。従って、乖離の大きさを定量的に扱うためには、統計学的な解析をせざるを得ません。

両指標に影響する合併疾患を持たない症例を対象にRの分布を調べる

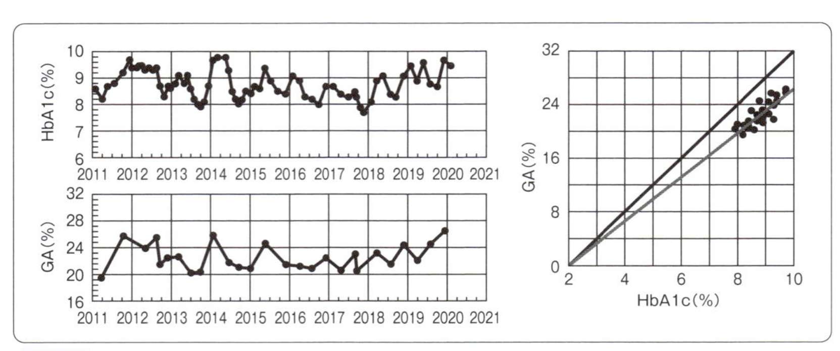

図17 HbA1cとグリコアルブミンが乖離する症例の経過図と対比図

と図 18 のようになります[1)]。R は 3～5 という広い範囲に分布し、R の平均±標準偏差は

$$R = 4.10 \pm 0.50$$

でした。R の変動係数は

$$CV_R = 0.50/4.10 = 12.1\%$$

となります。95%信頼区間を±2CV とすると(正規分布の場合は、厳密には±1.96CV になります)、R は±24%という非常に大きなバラツキを示すことになります。

乖離度から HbA1c とグリコアルブミンの信頼域を推定する

以上のように、個人差による HbA1c とグリコアルブミンの乖離は無視できない大きさです。R がこのような大きなバラツキを示すのは、HbA1c とグリコアルブミンが大きな個人差を示すことが原因です。このことを利用すると、R の分布から逆に HbA1c とグリコアルブミンの個人差の大きさを推定することができます[1)]。

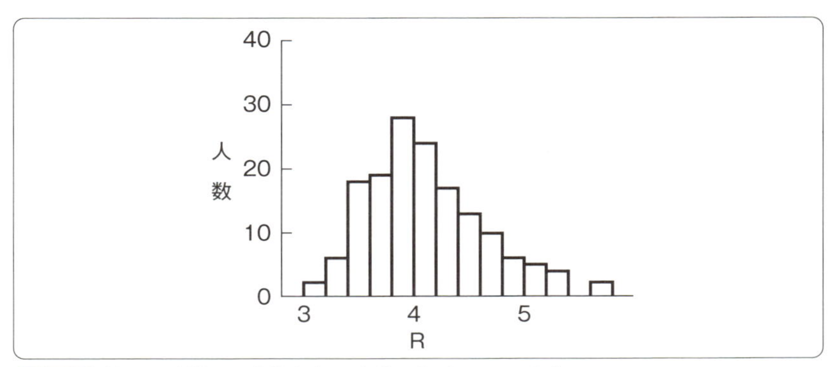

図 18 特別な乖離要因を持たない患者における R の分布

Rと GA、GH の関係は

$$R = GA/GH$$

となりますが、このような場合、R、GA、GH の３つの変動係数の間には

$$(CV_R)^2 = (CV_{GA})^2 + (CV_{GH})^2$$

という関係があります。

臨床的な実感では、GA と GH のバラツキは同程度と思われますので、両者の変動係数が等しいと仮定すると、

$$CV_{GA} = CV_{GH} = 8.6\%$$

となります。従って、95%信頼区間を±2CV で考えると、GA と GH は共に±17%という非常に大きなバラツキを有することになります。**表 1** に HbA1c および対応する平均血糖の 95%信頼域を示します。HbA1c は±0.7～1.7%ポイントという非常に大きな個人差を示すことになりますが、この幅は臨床の実感によく一致しているように思われます。

表３ GH が CV＝8.6%の誤差を有する場合の HbA1c と対応する平均血糖の 95%信頼域

HbA1c (%)	推定平均血糖 (mg/dL)	HbA1c の 95% 信頼域(%)	平均血糖の 95% 信頼域(mg/dL)
6.0	120	5.3~6.7	100~141
7.0	150	6.1~7.9	124~176
8.0	180	7.0~9.0	149~211
9.0	210	7.8~10.2	174~246
10.0	240	8.6~11.4	199~281
11.0	270	9.5~12.5	224~316
12.0	300	10.3~13.7	248~352

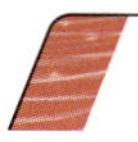

HbA1cとグリコアルブミンの個人差の原因

HbA1cとグリコアルブミンがこのような大きな乖離を示す原因は両指標の個人差ですが、この個人差の最大の原因は赤血球寿命とアルブミン半減期の個人差であると考えられます。この問題について数理糖尿病学的な解析を行いましょう。

通常は、測定値に誤差やバラツキを発生させる要因は複数存在します。各要因によるCVをCV_1～CV_nとすると、各要因が独立した要因である場合、全体のCVは

$$(CV)^2=(CV_1)^2+(CV_2)^2+\cdots+(CV_n)^2$$

となります。

そこで、赤血球寿命の個人差が及ぼすHbA1cへの影響について計算しましょう。赤血球寿命は平均120日ですが、実際には100～140日に分布するとされています。臨床的データでは、多くの場合、基準値の範囲を平均±2SD(SDは標準偏差)とします。そこで、「この赤血球寿命の範囲は平均±2SDである」と仮定すると、平均＝120日、SD＝10日となります。GHは赤血球寿命に比例しますから、赤血球寿命の分布によるGHのCVは

$$CV_{GH}=SD/平均=10/120=0.083=8.3\%$$

となります。乖離度から推測したGHの個人差のCVは8.6%でしたので、両者はほぼ一致しています。従って、HbA1cの個人差を決定する最大の要因は赤血球寿命の個人差であり、他の要因の影響はかなり小さいと考えられます。

グリコアルブミンについても同様の解析をしましょう。血中アルブミン

の半減期は通常 14～20 日とされています。この範囲が平均± 2SD であると仮定すると、平均＝17 日、SD＝1.5 日となります。従って、アルブミン半減期の分布による GA の CV は

$$CV_{GA} = SD/平均 = 1.5/17 = 0.088 = 8.8\%$$

となります。乖離度から推測したグリコアルブミンの個人差の CV は 8.6 %でしたので、やはりほぼ一致しています。従って、グリコアルブミンの個人差を決定している最大の要因はアルブミン半減期の個人差であり、他の要因の影響はかなり小さいと考えられます。

以上のように、数理糖尿病学は、「HbA1c とグリコアルブミンの個人差は赤血球寿命とアルブミン半減期の個人差が主原因である」ことを強く示唆します。数理糖尿病学的にはこのような結論になりますが、両者の関係を直接的に証明したわけではありませんので、現時点では仮説です。

HbA1c とグリコアルブミンが乖離していない症例では両指標は正確か？

最後に、HbA1c とグリコアルブミンが乖離していない症例では、これらの指標が血糖を正しく反映していると言えるかについて検討しましょう。

両指標が乖離する原因は、糖化係数が症例ごとに異なるために、これら 2 つの指標が図 19 のように平均的患者の値から大きくずれることにあります。この 2 つの指標のずれが大と小、あるいは小と大のように逆方向であれば両指標は大きく乖離しますが、大と大、小と小のように同方向であれば両指標は乖離しないことになります。GA と GH の個人差の間には特別な相関はありませんので、両者のずれる方向はランダムであると考えられ、両指標が同じ方向にずれる症例も多いと考えられます。従って、

HbA1c とグリコアルブミンが乖離していないからといって、両指標が血糖コントロールを正しく反映しているとは言えないことになります。

HbA1c とグリコアルブミンはともに糖尿病患者の血糖コントロール状態を判定する最も重要な指標です。しかし、両指標はいろいろな要因に影響され、単純に平均血糖に比例するわけではありません。このため、同じ血糖であっても合併疾患や個人差により糖化係数が症例ごとに異なり、両指標に乖離を引き起こします。

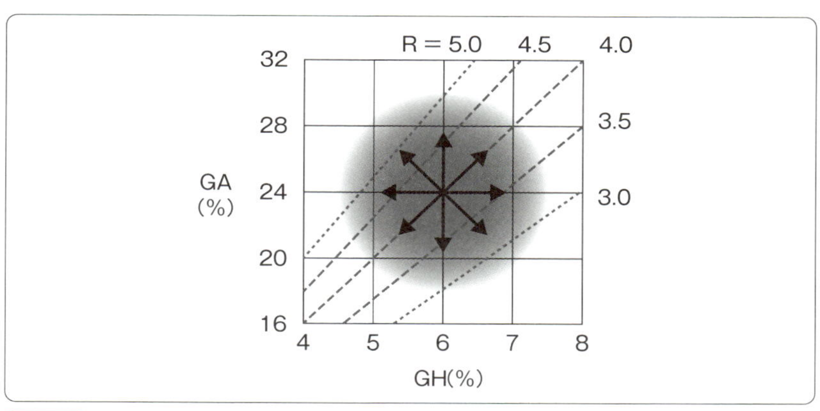

図19 GA、GH の個人差による分布の広がり

まとめ

糖尿病の診療における最も重要な目標は血糖をできる限り正常近くにコントロールすることですが、最も重要な血糖コントロール指標であるHbA1cとグリコアルブミンにこのような重大な問題が残っているのが現実です。従って、HbA1cやグリコアルブミンの数値を見て、血糖コントロール状態の良否を即断してはいけません。来院時血糖や血糖自己測定を併用しながら、血糖コントロール状態を慎重に判定することが求められます。持続血糖測定器(CGM)がもっと自由に使用できるようになれば、各症例の血糖コントロール状態を詳細に把握することができ、この問題を詳しく検討することができるようになると思われます。

参考文献

1) Tahara Y, et al: Diab Res Clin Prac 89:115-20, 2010

2章 グリコアルブミンはいつの血糖を表すか？

HbA1cとグリコアルブミンを併用した場合の血糖コントロール指標の読み方

HbA1cとグリコアルブミンという2つの血糖コントロール指標を用いると糖尿病患者の血糖コントロール状態を詳しく把握できます。しかし、両指標が大きな乖離を示す症例も少なくないことを説明しました。では、両指標が大きく乖離した場合、血糖コントロール状態をどのように判定すればよいのでしょうか？

この問題に関しては、統計学における主成分分析法という方法が手助けになります。本節ではこの主成分分析法の考えを用いた血糖コントロール指標の読み方について述べます。

主成分分析とは？

ある対象に対して複数の要因があり、それらの要因が互いに相関を有する場合、多くの場合、各要因を説明変数、対象を目的変数として重回帰分析を行います。重回帰分析の場合、各要因そのものが対象にどのような強さで寄与するかを解析することになります。これに対し、主成分分析は、各要因そのものではなく、各要因を合成した新しい説明変数を作り、対象をより少ない合成変数で説明するという解析法です。この合成された新しい変数を主成分(Principal Component)、このような分析法を主成分分析(Principal Component Analysis)と言います。

主成分分析を分かりやすく説明するため、2つの変数の場合について新しい合成変数を生み出す方法を説明します。xとyという2つの変数があり、データが図 20 のように分布していると考えます。このデータはx-y の間に強い相関があり、データは右上に細長く伸びています。このようなデータは x と y という 2 つの変数で説明するより、図 21 のような新しい座標軸 Z1 を用いて説明すると、データの分布を 1 つの変数 Z1 でうまく説明することができます。このような新しい座標軸の変数 Z1 を主成分と言い、データの分布を最もよく反映する座標軸を第 1 主成分と言います。

データの主要な分布状態は Z1 で決定されますが、データの Z1 軸からのずれも意味のある変数ですので、第 1 主成分と直交する方向に Z2 軸を設定します（図 22）。このようにすると、データの分布は 2 つの変数

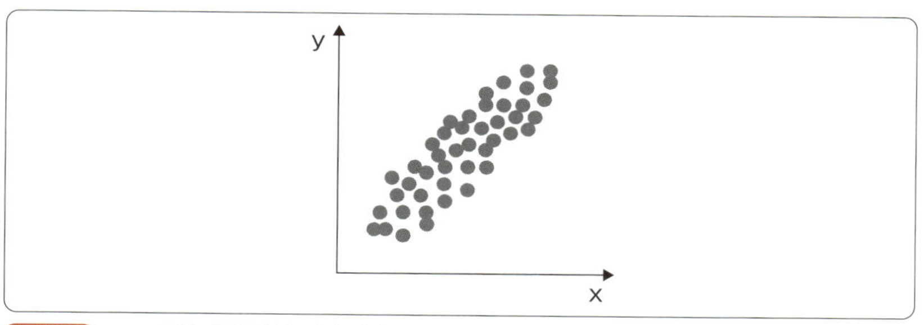

図 20　x, y 間に相関があるため主成分分析の対象となるデータ

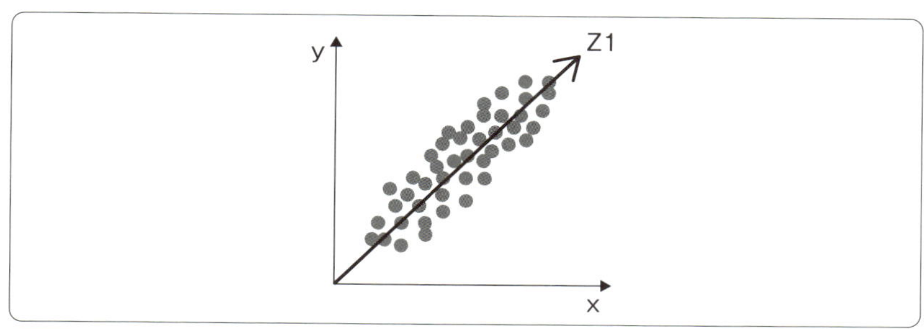

図 21　最も分散の大きい方向を第 1 主成分とする

Z1とZ2によって説明することができます。この変数Z2を第2主成分と言います。従って、元は(x, y)で記載されていたデータですが、これを(Z1, Z2)という新しい主成分を用いることにより、もっと分かりやすく説明することができます。主成分分析とはこのような分析法を言います。

主成分分析のメリットは変数が多いほど大きくなります。変数が多いと、生のデータでは個々の変数がどの程度の影響をするかを判定するのは非常に大変ですが、主成分分析を行うと数個の主成分のみでデータの分布をうまく説明できるようになり、非常に簡単になります。

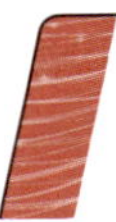

HbA1cとグリコアルブミンに対する主成分分析の応用

HbA1cとグリコアルブミンという2つの血糖コントロール指標を用いる場合、この主成分分析が役に立ちます。HbA1cとグリコアルブミンは共に先行期間の平均血糖に比例する指標ですので、両指標間には強い相関が存在します。しかし、両指標間には大きなバラツキがあるため、症例によっては両指標間に大きな乖離が発生します。このようなバラツキのため、

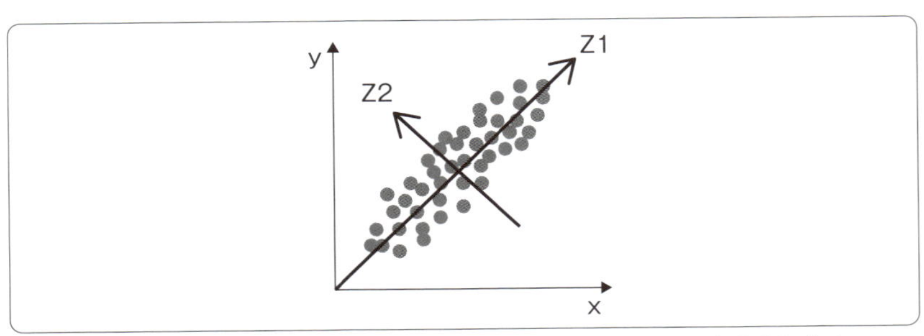

図22 第1主成分と直交し、2番目に分散の大きい方向を第2主成分とする

HbA1c とグリコアルブミンは共に合併症の発症・進展に対する独立した予測因子になっており、一方だけでは血糖コントロール状態の判定には不十分でした[1]。しかし、よく考えてみると、両者はよく似た指標ですから、うまく組み合わせればもっと良い指標が作れるのではないかと考えられます。この考え方が主成分分析の考え方です。では、どのように組み合わせれば最良の指標を作ることができるでしょうか？

これまでにも説明してきた通り、HbA1c とグリコアルブミン(GA)の基本的関係は

$$\mathrm{HbA1c} = \mathrm{GA} \div 4 + 2$$

となります。HbA1c の目盛を 1%刻み、グリコアルブミンの目盛を 4%刻みとしたグラフでデータを示すと、データは 45 度の角度で右上に伸びる直線の周りに分布します(図 23)。主成分分析法における計算法は非常に複雑なので省略しますが、この 45 度に傾いた直線が Z1 軸、すなわち第 1 主成分になります。

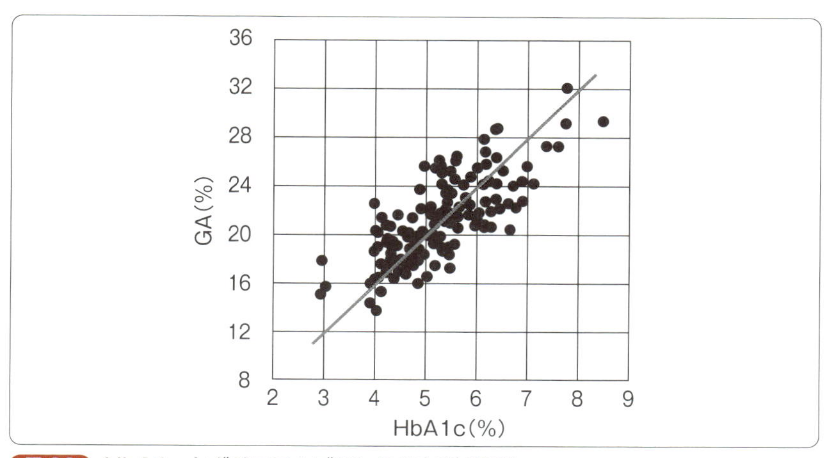

図 23 HbA1c とグリコアルブミンの分布(自験例)

では、元の(HbA1c、GA)は、新しい座標軸 Z1 ではどのような数値になるのでしょうか？ 図 24 に各変数の関係を図示しますが、HbA1c の 2%のゲタを除くため横軸は GH(＝HbA1c-2)とし、縦軸は GA/4 になっています。従って、点 X の座標は

$$(x,\ y)=(\mathrm{HbA1c\text{-}2},\ \mathrm{GA}/4)$$

となります。図を使って Z1x、Z1y、Z1 を計算すると

$$\mathrm{Z1}x=x/\sqrt{2}=\mathrm{GH}/\sqrt{2}$$

$$\mathrm{Z1}y=y/\sqrt{2}=\mathrm{GA}/4\sqrt{2}$$

$$\mathrm{Z1}=\mathrm{Z1}x+\mathrm{Z1}y=(\mathrm{GH}+\mathrm{GA}/4)/\sqrt{2}$$

となります。この Z1 が HbA1c と GA を合成して作った第 1 主成分になります。ただし、このままでは$\sqrt{2}$が付いているため少し不便です。Z1 値に定数を掛けたり、定数を足したりしても原理的に問題はありませんので、$1/\sqrt{2}$を掛けて 2 を足した値を新しい newZ1 軸とすると、

$$\mathrm{newZ1}=(\mathrm{GH}+\mathrm{GA}/4)/2+2$$

となります。newZ1 では分かり難いので、これを pcHbA1c(principal component HbA1c)と命名すると、

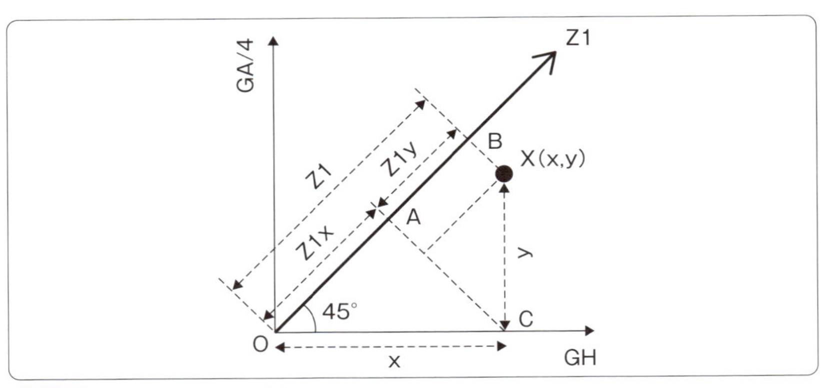

図 24 (x, y)と Z1 の関係

$$pcHbA1c = (GH + GA/4)/2 + 2 = (HbA1c + GA\text{-}HbA1c)/2$$

となります。ここで、GA-HbA1c は GA から換算した換算 HbA1c で

$$GA\text{-}HbA1c = GA/4 + 2$$

です。このようにすると、pcHbA1c は両者を統合した新しい血糖コントロール指標になります。

Z1 を pcHbA1c にするため、$1/\sqrt{2}$ をかけたり、2 を足したりしたのは、pcHbA1c の単位を NGSP 値に一致させるためです。このようにすると、実測 HbA1c とグリコアルブミンから換算した GA-HbA1c の平均をとると第 1 主成分になることが分かります。直感的に考えて、実測 HbA1c と GA-HbA1c が乖離する時は、両者の平均をとれば良いのではないかと思われますが、この考えは単なる直感ではなく、主成分分析法によってきちんと裏打ちされていることになります。

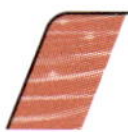

HbA1c とグリコアルブミンの読み方

統計学的にはこのように HbA1c とグリコアルブミンを併用する場合、実測 HbA1c とグリコアルブミンから換算した GA-HbA1c の平均をとると、最良の血糖コントロール指標になります。図 25 にこれら 3 つの血糖コントロール指標とその意味について簡単に図示しました。(A)は HbA1c を血糖コントロール指標とする場合、(B)はグリコアルブミンを血糖コントロール指標とする場合で、対象をこれらの値でグループ分けし、血糖コントロール状態の良否を判定するものです。これに対し(C)は pcHbA1c でグループ分けするわけですが、図に示すような斜線でグループ分けし、血糖コントロール状態の良否を判定することになります。

次に、糖尿病合併症の発症・進展に対し HbA1c とグリコアルブミンの

双方が独立した予測因子になっていた問題について考えましょう。この問題は主成分分析を行った場合、どのようになるのでしょうか？

第1主成分であるpcHbA1cはHbA1cとグリコアルブミンの双方の予測性を統合した因子になっています。このため、pcHbA1cはHbA1c単独、あるいはグリコアルブミン単独より優れた予測性を有し、両者を統合した最良の指標になっています。ただし、pcHbA1cにも弱点があります。それは、合併疾患によってHbA1cあるいはグリコアルブミンの一方が異常値を示す場合です。このような場合は、pcHbA1cは最良の指標にはなりません。この場合は、合併疾患による影響のない方の指標を用いるのが最良となります。これらを総合すると、HbA1cとグリコアルブミンの読み方は次のようになります。

(1) 合併疾患によってHbA1cが異常値を示していると考えられる場合は、グリコアルブミン又はグリコアルブミンから換算したGA-HbA1cを用いて血糖コントロール状態を判定する。
(2) 合併疾患によりグリコアルブミンが異常値を示していると考えられる

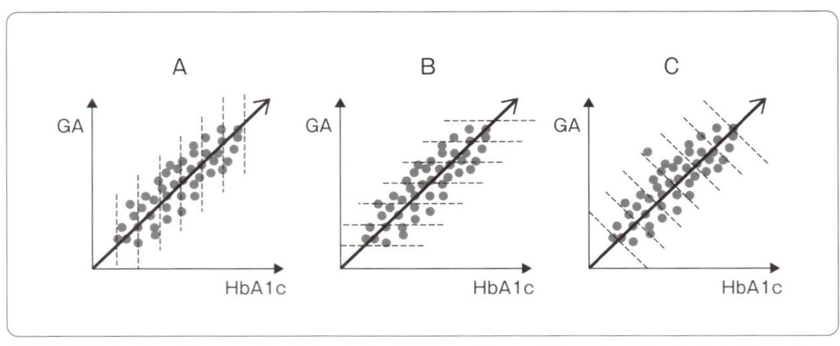

図25 (A)HbA1c、(B)グリコアルブミン、(C)pcHbA1cによる血糖コントロール状態の判定

場合は、HbA1c を用いて血糖コントロール状態を判定する。

(3) HbA1c およびグリコアルブミンに異常値をきたす合併疾患のない場合は、pcHbA1c を用いて血糖コントロール状態を判定する。

pcHbA1c を算出するためには、基本的には HbA1c とグリコアルブミンの同時測定を行うことが必要ですが、毎回同時測定を行う必要があるわけではありません。時々、両指標の同時測定を行い、HbA1c と pcHbA1c の「ずれ」を算定しておけば、以後は「ずれ」分だけ HbA1c を補正すれば pcHbA1c を算定することができます。

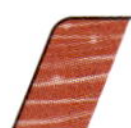

主成分分析法と Deming 法の関係

主成分分析法の結果からこのような結論が導かれますが、計算の過程を考えると、主成分分析法と Deming 法の結果が一致することに不思議さを感じる方があるかもしれません。実は、両者には統計学的に密接な関係があり、基本的に両者の結果は一致することが数学的に証明できます。従って、主成分分析という複雑な手続きを経なくても、Deming 法で解析した回帰直線をそのまま第 1 主成分として採用すれば、基本的に正しい答えを得ることができます。

先ほど Deming 法を紹介しましたが、Deming 法を採用した理由は、今回、お示しした主成分分析法との一致にあります。一般の臨床医の方々は、研究データの解析に統計学を使うことはあっても、その数学的原理を勉強する機会は少ないと思いますが、統計学はその数学的基礎をきちんと勉強すると、統計学的なセンスが身に付き、データに対する見方が深くなります。

まとめ

HbA1cとグリコアルブミンという２つの血糖コントロール指標があり、それぞれが独立した合併症予測因子になっています。このことは非常に重要な事実ですが、統計学的な意味はよく理解されていませんでした。両者はよく似た血糖コントロール指標ですから、両者を一つにまとめればもっと良い血糖コントロール指標が得られるはずです。今回お示ししたように、主成分分析法という統計学的方法を用いて解析を行い、実測HbA1cとグリコアルブミンから換算したGA-HbA1cの平均であるpcHbA1cを用いれば、これが最良の血糖コントロール指標になります。しかし、pcHbA1cがいつでも最良というわけではありませんので、HbA1c、グリコアルブミン、pcHbA1cの使い分けについて言及しました。HbA1cやグリコアルブミンの個人差を厳密に補正するためにはCGM（血糖持続測定）を用いて血糖プロフィールを正確に把握することが必要になります。この厳密に補正する方法については、本章の後半で解説します。

参考文献

1） Nathan et al. Diabetes 63:282-90, 2014

肥満患者における グリコアルブミンの見方

グリコアルブミンはHbA1cとともに糖尿病の診療に欠かせない血糖コントロール指標ですが、いろいろな要因により影響を受けます。これらの要因の中で最も問題になるのは肥満によるグリコアルブミンの低下です。日常診療でも肥満者は相対的にグリコアルブミン値が低いと経験的に感じている方も多いと思います。糖尿病患者には肥満者が非常に多いので、肥満者のグリコアルブミンを正確に読むことは非常に重要です。肥満者のグリコアルブミンを正しく読むためには肥満の影響を補正するのが最善ですが、そのための補正式は報告されていません。最大の問題は、「グリコアルブミンに対する肥満の影響を定量的に解析するにはどうすればよいか？」という方法論が確立していないことです。ここでは、肥満によるグリコアルブミンへの影響をきちんとモデル化し、定量的な解析と補正式の提案を行います。

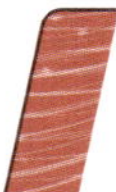

グリコアルブミンに対する肥満の影響をどのようにして調べるか？

グリコアルブミンに対する肥満の影響を解析する際の最大の問題は、グリコアルブミン値を決定する最大の因子が血糖であり、肥満の効果は血糖に比べれば小さいことです。従って、肥満の効果を解析するためには血糖の影響を取り除くことが必要です。このような問題を解析する場合、通常は次のような方法を用います。

(1) コントロール不良や血糖不安定の症例を除く。

(2) 症例数を増す。
(3) 多変量解析を行う。

(1)については、血糖の不安定な症例ではグリコアルブミンの変動や誤差が大きくなり、統計学的有意差が出にくくなるため、これを回避するための方法ですが、選択バイアスが入る危険性が大きくなります。(2)は症例数が増えれば有意差は出やすくなりますが、血糖の影響が除去できなければ回帰係数が本来の値より低値になります。従って、この回帰係数を用いても正確な補正はできません。(3)はよく用いられる方法ですが、各因子の効果が相加的でない場合は正しい結果が得られません。

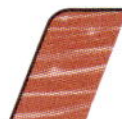

グリコアルブミンに対する肥満の影響のモデル化

では、グリコアルブミンと肥満の関係はどのようなモデルを用いればよいのでしょうか? グリコアルブミンをGA、先行期間の平均血糖をMPGとすると、グリコアルブミンと血糖の関係は

$$GA = f_{GA} \times MPG$$

と書くことができます。f_{GA}は血糖値に対する比例係数で、アルブミン糖化係数(Albumin Glycation Factor)と呼びます。肥満はこのf_{GA}値を変化させると考えられます。数学的に表現すると、f_{GA}が肥満度の関数となります。肥満度としてBMIを用いると、

$$GA = f_{GA}(BMI) \times MPG$$

と書くことができます。このように記載すると、肥満の効果を明らかにすることは、関数f_{GA}(BMI)の形を明らかにすることと同じになります。

肥満度と糖化係数の関係を一般的に書くとこのようになりますが、あまりに高度の肥満でなければ、肥満によるf_{GA}への影響は肥満度に比例する

と近似することができます。標準体型のBMIは22とされていますので、BMIの代わりに

$$\Delta BMI = BMI - 22$$

という変数を用いると、

$$f_{GA}(BMI) = (1 + c \times \Delta BMI) f_{GA0}$$

と書くことができます。f_{GA0}はΔBMI＝0の時のf_{GA}で、cはグリコアルブミンのBMI依存係数です。BMIでなくΔBMIを用いるのは数学的なテクニックですが、ΔBMIを用いることにより、後の解析が簡単になります。これらの式をまとめると、

$$GA = (1 + c \times \Delta BMI) f_{GA0} \times MPG$$

となります。この式がグリコアルブミンに対する肥満の影響を解析する基本式になります。

多数の肥満例を対象に血糖持続測定（CGM）とグリコアルブミンの測定を行えば、この式を用いてc値を計算することができます。しかし、現実には、多数の症例にCGMを行うのは簡単ではありません。そこで浮かび上がるもう一つの方法がHbA1cと比較する方法です。なぜなら、HbA1cは肥満によって影響を受けないと考えられるからです。HbA1cとしてNGSP値を用い、HbA1cの血糖比例部をGHと定義すると、

$$GH = HbA1c(NGSP) - 2 = f_{GH} \times MPG$$

となります。f_{GH}はヘモグロビンに対する糖化係数です。

このようにして、GAとGHの比を計算すると

$$R = GA/GH = (1 + c \times \Delta BMI) f_{GA0}/f_{GH}$$

となり、血糖の影響を完全に取り除くことができます。ここで、ΔBMI＝0の時のRをR_0とすると

$$R = (1 + c \times \Delta BMI) R_0$$

となります。これで血糖の影響を除いて肥満の影響を解析することができ

ます。

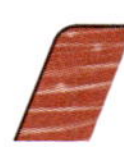

グリコアルブミンの BMI 依存係数 c の解析結果

これまでに多数の論文でグリコアルブミンに対する肥満の影響が報告されていますが、上記のような定量的な解析は全く行われていません。そこで、これらの論文のデータを用いて上記モデルで解析してみました。その結果を表 4 に示します。

非糖尿病者および 2 型糖尿病患者の場合は、グリコアルブミンは BMI に有意に依存し、c 値は－0.007～－0.015 になります。平均的には c＝－0.01 とすればよさそうです。従って、BMI が 1 増加するとグリコアルブミンが 1/100 だけ低下すると考えられます。この値を見ると肥満によるグリコアルブミンへの影響はあまり大きくなく、BMI が 25 以下では肥満の影響は考えなくてもよいと思われます。BMI が大きくなるにつれその影響が大きくなり、BMI が 30 になると、グリコアルブミンが 8/100

表 4 グリコアルブミンの BMI 依存係数 c の解析結果

Autors	Year	Subjects	c
Koga et al.[1]	2006	mainly T2DM	−0.012
Koga et al.[2]	2007	NonDM	−0.014
Miyashita et al.[3]	2007	T2DM	−0.015
Wang et al.[4]	2012	normal men	−0.007
		normal premenopausal women	−0.009
		normal postmenopausal women	−0.010
Koga et al.[5]	2015	T2DM	−0.007
Hirata et al.[6]	2015	T2DM	−0.011
		T1DM	0

も低値になります。

1型糖尿病に関しては、BMIに対する依存性は見られなかったとHirataら(2015)が報告していますが、他に報告はありません。1型糖尿病では血糖変動の激しい症例が多いためバラツキが大きくなること、高度肥満者が少ないため肥満の影響が相対的に小さいことを考えると、統計学的に有意差が出なかったという可能性もあります。

肥満がグリコアルブミンに影響する機構についてはよく分かっていません。グリコアルブミンの代謝機構から考えると、肥満によるグリコアルブミンの生成抑制と代謝促進の2つの可能性が考えられます。蛋白糖化反応は基本的に非酵素反応ですので、肥満によって生成速度が大きな影響を受けるとは考えにくいように思われます。従って、肥満はグリコアルブミンの代謝を促進する可能性が大きいと考えられます。肥満がグリコアルブミンの代謝を促進する機構に関しては、肥満に伴う慢性炎症や高インスリン血症が原因である可能性が指摘されていますが、いずれも確証は得られていません。

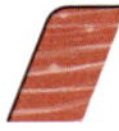

肥満患者におけるグリコアルブミンの見方

最後に、肥満者におけるグリコアルブミンの見方について考えましょう。ここではグリコアルブミンのBMI依存係数を c＝－0.01 として計算します。平均血糖、HbA1c、BMIによるグリコアルブミンの変化を計算すると、表5のようになります。平均血糖150mg/dLの患者で表の見方を説明すると、非肥満者(BMI＝22)ではグリコアルブミンは20.0%となりますが、BMIが24、26、28、30、35、40と増加すると共に、グリコアルブミンが19.6、19.2、18.8、18.4、17.4、16.1%と次第に低下することになります。もしBMI=30の患者のグリコアルブミンが25.8%であったとすると、この症例の平均血糖は210mg/dLであり、非肥満者のグリコアルブミン28.0%に相当することが分かります。

このように見ると、肥満によるグリコアルブミンへの効果は意外に小さいように思えます。具体的に平均血糖150mg/dLの患者で考えてみましょう。**表5**を見ると、平均血糖=150mg/dL、BMI=22の患者のグリコアルブミンは標準では20.0%になりますが、BMI=30の場合、グリコアルブミンは18.4%に低下します。つまり、BMIが30になると非肥満者より1.6%ポイントだけ低値になります。この変化をグリコアルブミンの個人差と比較してみましょう。「HbA1cとグリコアルブミンの乖離」の項でグリコアルブミンにはCV=8.6%の個人差があることをお示ししました。個人差による最大のずれを±2CVであるとすると、グリコアルブミン=20%の症例では、20×0.086×2=3.4となり、最大で±3.4%ポイントのずれが発生することになります。この値は肥満による低下量1.6%ポイントの2倍以上の大きさになります。従って、肥満者のグリコ

表5 肥満によるグリコアルブミン値の低下(c=−0.01の場合)

平均血糖(mg/dL)	対応するHbA1c(%)	対応するグリコアルブミン値(%)						
		BMI=22	BMI=24	BMI=26	BMI=28	BMI=30	BMI=35	BMI=40
90	5.0	12.0	11.8	11.5	11.3	11.0	10.4	9.6
120	6.0	16.0	15.7	15.4	15.0	14.7	13.9	12.9
150	7.0	20.0	19.6	19.2	18.8	18.4	17.4	16.1
180	8.0	24.0	23.5	23.0	22.6	22.1	20.9	19.3
210	9.0	28.0	27.4	26.9	26.3	25.8	24.4	22.5
240	10.0	32.0	31.4	30.7	30.1	29.4	27.8	25.7
270	11.0	36.0	35.3	34.6	33.8	33.1	31.3	28.9
300	12.0	40.0	39.2	38.4	37.6	36.8	34.8	32.1

アルブミンが低値であったとしても、その低下が肥満によるものと即断することはできません。

まとめ

肥満者ではグリコアルブミンが低値になることが確認されています。肥満者におけるグリコアルブミンが血糖値に比し相対的に低値になっている場合、その原因として、肥満の影響、合併疾患の影響、個人差の３つの要因を考えることが必要になります。肥満によるグリコアルブミンへの影響は、高度肥満でない限り、合併疾患による影響や個人差に比べ特に大きいわけではありません。従って、肥満者のグリコアルブミンが低値であるからと言って、肥満が原因であると断定することはできません。合併疾患の有無や個人差の可能性を含め、その原因について慎重な検討が求められます。

参考文献

1) Koga M, et al.: Endocrine J 53:387-91, 2006
2) Koga M, et al.: Clin Chim Acta 378:48-52, 2007
3) Miyashita Y, et al.: Diab Res Clin Prac 78:51-5, 2007
4) Wang F, et al.: PLoS One 7:e51098, 2012
5) Koga M, et al.: Clin Chim Acta 438:19-23, 2015
6) Hirata T, et al.: Clin Chim Acta 438:248-51, 2015

2章 グリコアルブミンはいつの血糖を表すか？

糖尿病透析患者における血糖コントロール指標の見方

糖尿病性腎症による透析導入患者はやや横ばい傾向になってきたとはいえ、糖尿病は依然として透析導入の最大の原因となっています。糖尿病透析患者の血糖管理には透析患者に特有の問題が存在するため、一般の糖尿病患者とは異なった配慮が必要になります。中でも血糖コントロール指標としては、HbA1c は適切でなく、グリコアルブミンを用いることが推奨されています。ここでは、糖尿病透析患者における血糖コントロール指標の見方について説明します。

糖尿病透析患者では血糖コントロール指標としてグリコアルブミンを推奨

HbA1c は血糖コントロール状態を示す代表的な指標ですが、血糖のみで決定されるわけではなく、赤血球寿命や幼弱赤血球の割合の変化など、いろいろな要因によって大きな影響を受けます。血液透析患者におけるHbA1c の最大の問題は、赤血球寿命の短縮によって著明に低値を示すことです。透析患者では、血中尿毒素の上昇、動脈硬化、透析療法による失血など、多数の要因により赤血球寿命が 90 日前後に短縮しています。このため透析患者では基本的に HbA1c が 20～30%低値になります。

グリコアルブミンは過去 2～4 週とやや短期の平均血糖を反映する指標ですが、ヘモグロビン代謝の影響を受けないという利点があります。このため糖尿病透析患者の血糖コントロール指標としてはグリコアルブミンの方が優れています[1、2)]。図 26 に HbA1c およびグリコアルブミンと平均血糖の関係を腎機能別に調べた結果を示します[1)]。腎機能障害のある糖尿病患者のHbA1cは腎機能正常者に比し著明な低値を示しますが、グリコアルブミンは腎機能障害による影響をほとんど受けていません。これらの結果をもとに、日本透析医学会の「血液透析患者の糖尿病治療ガイド2012」(以下、治療ガイド)では、糖尿病透析患者の血糖コントロール指標としてグリコアルブミンを推奨しています[3)]。

造血剤投与によるHbA1cの変動

透析患者の多くは、腎性貧血の治療のため、定期的にESA(Erythropoiesis Stimulating Agent、赤血球造血刺激因子製剤)の投与を受けています。糖尿病透析患者におけるHbA1cの第2の問題は、このESAの投与によりHbA1cが変動することです。透析患者にESAを投与すると幼弱赤血球が増加するため、HbA1cが低値になります。このESAによるHbA1cの変化は一過性で、時間が経過すると元の値に戻ります。逆に、ESAを減量するとHbA1cが上昇しますが、これも一過性になります。このようにESAの増減によりHbA1cが変動しますが、HbA1cの変動が大きいと、

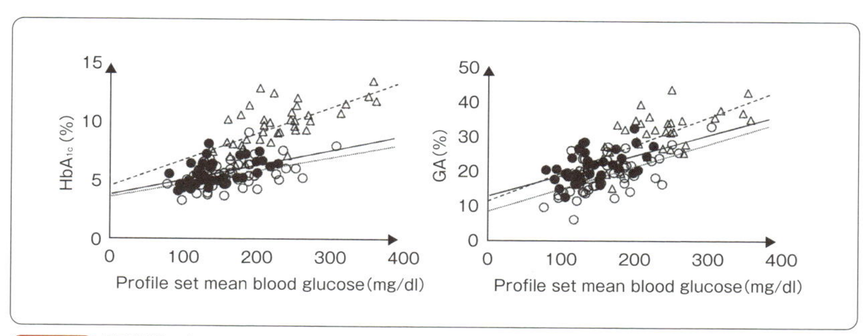

図26 腎機能別の平均血糖とHbA1cおよびグリコアルブミン(GA)の関係。△(破線)=腎機能正常の糖尿病患者;○(灰色線)=腎不全のある透析前の糖尿病患者;●(実線)=透析中の糖尿病患者

HbA1c cycling[4]という現象が起きます。長期的にはHbA1cの上昇と低下が相殺されるため、HbA1cの平均値は変化しません。

こうした理由から透析患者の血糖コントロール指標としてはグリコアルブミンが主であり、HbA1cは補助的な指標になります。しかし、グリコアルブミンも異常値を示す症例がありますので、全ての患者でグリコアルブミンが最善の血糖コントロール指標になるというわけではありません。このような症例では、HbA1cを補助的に用いて血糖コントロール状態を判定することが必要になります。問題は、透析患者のHbA1cを正しく読むためには、その振る舞いをきちんと理解しておくことが必要になることです。ESA投与によるHbA1cの動きをきちんと解説した文献はありませんので、ここで説明したいと思います。

1 非透析患者と透析患者のHb量とHbA1cの関係

糖尿病透析患者におけるHbA1cの動きについて説明する前に、赤血球寿命の短縮によってHbA1cが低下する機構について検討しましょう。

図27に非透析患者と透析患者における血中ヘモグロビン量と糖化率の赤血球の日齢に対する変化を示します。やや複雑な図ですが、赤血球寿命は非透析患者では120日、透析患者では90日となっています。これらの赤血球をH1～H4の4つのグループに分けて考えます。H1グループは日齢0～30日の赤血球、H2グループは日齢30～60日の赤血球、H3グループは日齢60～90日の赤血球、H4グループは日齢90～120日の赤血球です。透析患者の場合は赤血球寿命が90日なので、H4グループはありません。

最初に非透析患者の場合について考えます。毎日100個のヘモグロビンが産生されると仮定します。すると、各H1～H4グループには各

3000個のヘモグロビンが含まれることになります。次いで、毎日0.1%のヘモグロビン分子が糖化されると仮定します。この仮定に基づいてH1グループの赤血球を考えると、日齢は0～30日ですから、糖化率は日齢に応じ0～3.0%になります。従って、H1グループの平均糖化率は1.5%になり、グリコヘモグロビン数は45個になります。同様に、H2、H3、H4グループを考えると、平均糖化率はそれぞれ4.5%、7.5%、10.5%になり、グリコヘモグロビン数は135個、225個、315個になります。この状態で全体のHbA1c値を計算すると、総ヘモグロビン数は1万2000個、総グリコヘモグロビン数は720個ですから、HbA1cは6.0%になります。

透析患者の場合も計算法は全く同じです。ただ、透析患者の場合は赤血球寿命の短縮によりH4グループがありませんので、総ヘモグロビン数は9000個、総グリコヘモグロビン数は405個になり、HbA1cは4.5%

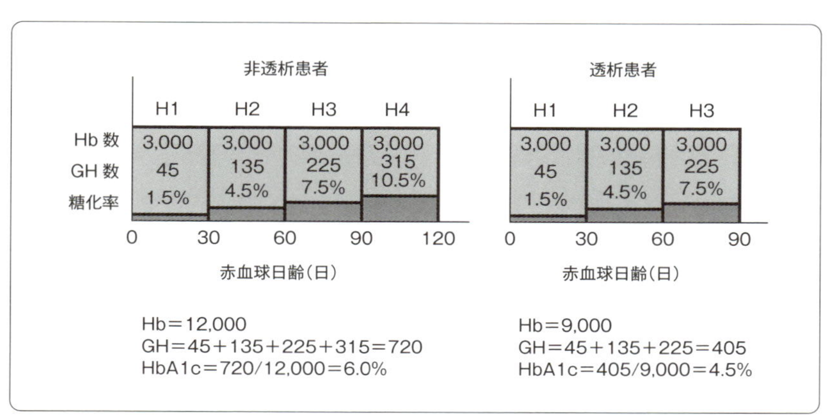

図27 非透析患者と透析患者のヘモグロビン数、グリコヘモグロビン数、糖化率の赤血球日齢に対する変化とHbA1cの関係。Hb：ヘモグロビン、GH：グリコヘモグロビン

になります。

2 透析患者におけるESA開始後のHbA1cの推移

同じ考え方で、ESAを増量した場合に、どのような変化が起こるかを検討しましょう。図28に透析患者におけるESA増量時のヘモグロビン数と糖化率の推移を示します。ESA投与前の状態がAですが、HbA1cは4.5%となっています。第0日からESA投与を開始し、毎日の赤血球産生能が2倍の200個になったと仮定します。血糖値は同じで、1日当たりの糖化率は0.1%とします。

このように仮定した上で、ESA投与開始30日目の状態を考えると、図28Bのようになります。ESA投与によりH1グループのヘモグロビン数は6000個になっていますが、H2、H3グループのヘモグロビン数はまだ3000個のままです。糖化率は図28Aと同じですので、H1、H2、H3グループの糖化率は1.5%、4.5%、7.5%となり、グリコヘモグロビン数は90個、135個、225個となります。従って、ESA投与開始30日目における総ヘモグロビン数は1万2000個、総グリコヘモグロビン数は450個となり、HbA1cは3.75%になります。すなわち、ESA投与によりHbA1cが低下します。

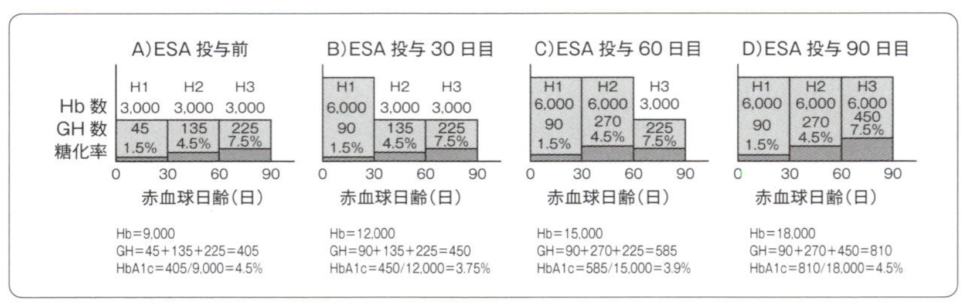

図28 透析患者におけるESA開始後のHbA1cの推移。Hb：ヘモグロビン、GH：グリコヘモグロビン

同様に、ESA 投与開始 60 日目と 90 日目の HbA1c を計算した結果を図 28C と図 28D に示します。それぞれの総ヘモグロビン数は 1 万 5000 個と 1 万 8000 個になり、総グリコヘモグロビン数は 585 個と 810 個になります。この結果、60 日目の HbA1c は 3.9%でまだ低値ですが、90 日目の HbA1c は 4.5%になり、ESA 投与前の値に戻ります。すなわち、ESA 投与による HbA1c の低下は一過性で、赤血球寿命に相当する日数が経過すると、元の値に戻ることになります。

3 透析患者における ESA 中止後の HbA1c の推移

ESA 投与量を減量・中止した場合も計算法は全く同じです。図 29 に第 0 日から ESA 投与を中止し、1 日当たりの赤血球産生能が 200 個から 100 個に低下したと仮定した場合の結果を示します。A、B、C、D と時間が経過すると HbA1c は 4.5%、5.1%、5.25%、4.5%となり、一過性に上昇し、次いで元の値に戻ることになります。

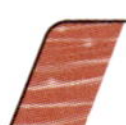

透析患者における HbA1c 低下の原因は何か？

透析患者における HbA1c 低下の原因としては、赤血球寿命の短縮、透

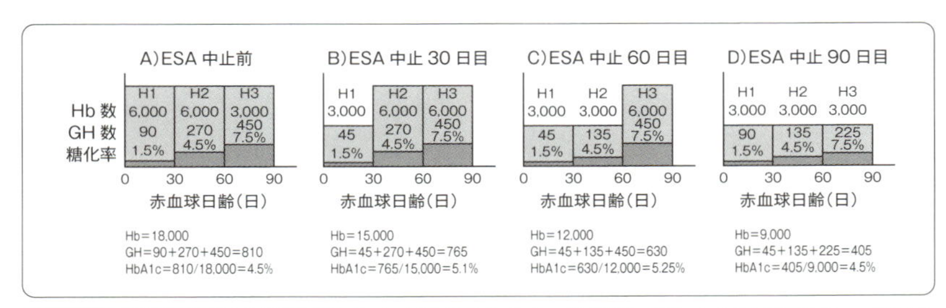

図 29 透析患者における ESA 中止後の HbA1c の推移。Hb：ヘモグロビン、GH：グリコヘモグロビン

析療法による失血や出血、ESA 投与による幼弱赤血球の増加、などが挙げられています。これまでの研究で、透析患者における HbA1c については、

(1) HbA1c 値と ESA 投与量の間に負の相関がある
(2) HbA1c 値と血中ヘモグロビン濃度の間に正の相関がある

という２つの事実が確認されていました。これらの相互関係を図にすると図 30 のようになります。この結果から、「ESA 投与により幼弱赤血球が増加し、その結果として HbA1c が低値になる」と説明され、HbA1c 低下の最大の原因は ESA の投与であるとされていました。ところが、先に説明したように、ESA 投与による HbA1c の変化は基本的に一過性であり、HbA1c の長期的な平均値には影響しないと考えられます。このような HbA1c の振る舞いを考えると、ESA の投与が透析患者における HbA1c 低下の最大の原因であるという説には疑問があります。

では真の原因は何でしょうか？ 一般の糖尿病患者では、HbA1c の個人差を決める最大の要因は赤血球寿命ですが、このことは透析患者でも同じと考えられます。従って、図 30 の関係に赤血球寿命を加えた図 31 のような関係を考えてみましょう。このようにすると、赤血球寿命の長い患者では HbA1c が高値になりますが、貧血の程度も軽くなり（血中ヘモグロビンが高値）、結果として ESA 投与量が少なくてよいということになり、非常に分かりやすくなります。

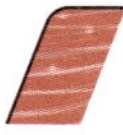

透析患者におけるグリコアルブミンの見かた

以上のように、透析患者の HbA1c を読むためには、その動きを読むことが必要になります。グリコアルブミンにはこのような問題はありません

ので、透析患者の血糖コントロール指標としてはグリコアルブミンが推奨されることになります。では、グリコアルブミンを基準とすれば、それで問題はないのでしょうか？ 日本透析医学会の「血液透析患者の糖尿病治療ガイド2012」[3)]において、血糖コントロールの基準としてグリコアルブミンを推奨すると共に、グリコアルブミン20%未満とグリコアルブミン24%未満の2段階の基準を設定しています。しかし、治療ガイドを作成した頃、HbA1cやグリコアルブミンの個人差の重要性についてはあまり認識されていませんでした。合併疾患によるグリコアルブミンへの影響については、ステートメントに続く「解説」の中で

（1）ネフローゼ症候群においてはグリコアルブミンが低値になる

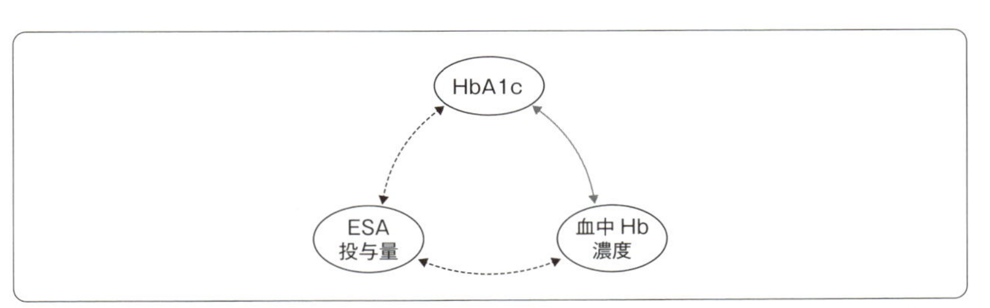

図30 透析患者におけるHbA1c、ESA投与量、血中Hb濃度の関係（実線：正相関、破線：負相関）

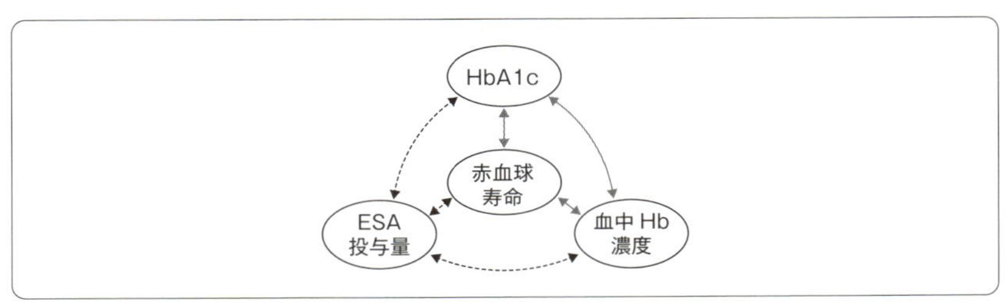

図31 透析患者におけるHbA1c、ESA投与量、血中Hb濃度と赤血球寿命の関係（実線：正相関、破線：負相関）

（2）腹膜透析患者においてはグリコアルブミンが低値になる
（3）甲状腺機能亢進症ではグリコアルブミンが低値になり、甲状腺機能低下症では高値となる
（4）肝硬変ではグリコアルブミンが高値になる

という４つの病態でグリコアルブミンが異常値を示すことが書かれていますが、その他の病態や個人差については言及されていません。

しかし、透析患者をよく観察していると、このような特別な病態のない患者であっても、透析患者のグリコアルブミンには大きな個人差があることが分かります。高齢の透析患者には低栄養者が多く、軽度の低アルブミン血症を伴っている者が少なくありません。私の印象では、このような患者では血糖値に比しグリコアルブミンが異常に高い症例が多いように思われます。また、透析患者では、心血管疾患を合併している症例が多いという現実もあります。更に、透析患者は、栄養状態が悪化すると糖尿病がなくても低血糖を起こしやすいことも指摘されています[5)]。

このように透析患者の血糖コントロールにおいては、血糖コントロール指標だけでなく、栄養状態や心血管疾患の合併などに注意が必要です。従って、グリコアルブミンが高値であるからと直ちにインスリンを増量すると、重篤な低血糖を引き起こし、心筋梗塞や認知症を引き起こす危険性があります。透析患者の血糖コントロール指標としては、グリコアルブミンが優れているのは確かですが、gold standard とすることはできないと考えられます。グリコアルブミンの個人差や病態を考えると、透析患者の場合は血糖コントロール目標を個別に設定することが非常に重要です。低栄養者や心血管疾患を合併した患者ではグリコアルブミンの治療目標を高めに設定する方が安全であり、低血糖を起こさないというのが重要な治療

目標になります。

透析患者におけるHbA1cの再評価

このように透析患者の血糖コントロール指標としてはHbA1cよりグリコアルブミンの方が優れていますが、症例によってはHbA1cを補助的な血糖コントロール指標として活用することが必要になります。本書では、一般の糖尿病患者ではHbA1cとグリコアルブミン（GA）の関係は

$$HbA1c = GA \div 4 + 2$$

という関係になることを示してきました。

透析患者の場合は、赤血球寿命が約90日に短縮することを考えると、HbA1cとグリコアルブミンの関係は

$$HbA1c = GA \div 4 \times (90/120) + 2$$

となると考えられます。

そこで、当院における糖尿病透析患者のHbA1cとグリコアルブミンの関係を調べると図32のようになりました。ただし、HbA1cがESA投与量に影響されるだけでなく、HbA1cとグリコアルブミンは共に血糖コントロールの変化によって変動しますので、いずれも過去4年間の平均値を用いてプロットしました。図中に実線で上記の予測式を示しますが、実測値はきれいに予測式の周りに分布しています。

このように透析患者では赤血球寿命が約90日に短縮しているためHbA1cが約25％低値になります。このことを逆に考えると、HbA1cを120/90倍すれば血糖コントロール状態を正しく示す可能性があります。HbA1cのNGSP値に含まれる2％の下駄を考えると、推定HbA1c

の計算式は

$$推定 HbA1c = (実測 HbA1c - 2) \times 120/90 + 2$$
$$= 実測 HbA1c \times 1.33 - 0.66$$

となります。表6に実測値と推定値の変換表を示します。HbA1cにも個人差がありますので、個人差に配慮が必要なのはグリコアルブミンの場合と同じです。

まとめ

糖尿病透析患者における血糖コントロール指標の見かたについて説明しました。透析患者では赤血球寿命の短縮によりHbA1cが低値になるだけでなく、ESAの増減によりHbA1cが変動します。グリコアルブミンはこのようなヘモグロビン代謝の影響を受けないため、透析患者ではグリコアルブミンが標準の血糖コントロール指標になります。しかし、一方で、グリコアルブミンはアルブミン代謝の影響を受けるため、低栄養者では相対的に高値になります。透析患者ではこの

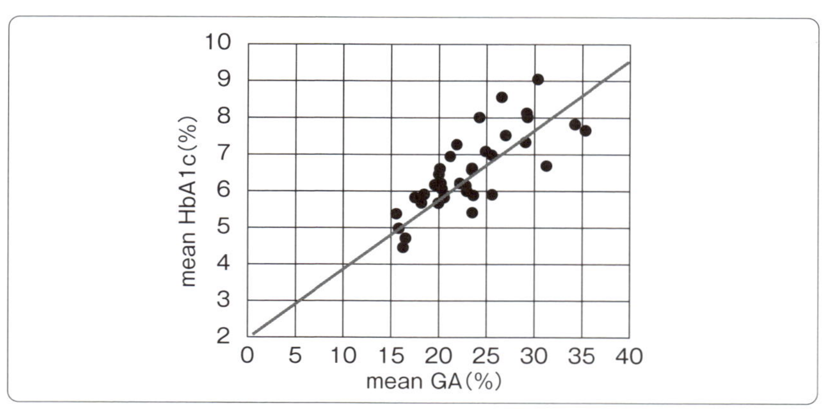

図32 糖尿病透析患者におけるHbA1cとグリコアルブミンの実測値と予測式の関係。実線は赤血球寿命=90日の場合の予測式

表6 透析患者のHbA1cの実測値と推定値の変換表

実測値（%）	推定値（%）
5.0	6.0
5.5	6.7
6.0	7.3
6.5	8.0
7.0	8.7
7.5	9.3
8.0	10.0

ような低栄養者が多いため、グリコアルブミンが相対的に高値になり、血糖コントロール状態を正確に示さない症例が多数存在します。このようなグリコアルブミンの個人差にも配慮が必要です。また、透析患者では低栄養者や心血管疾患を合併した者が多く、低血糖を起こさないことが重要な目標になります。糖尿病透析患者の血糖コントロールに当たってはこのような透析患者特有の問題に注意が必要です。今後、持続血糖測定（Continuous Glucose Monitoring）の発展とともに個々の患者の血糖コントロール状態を詳しく把握することが可能になり、患者ごとに最適な治療を行うことができるようになると期待されます。

文 献

1） Chujo K, et al: J Med Invest 53:223-8, 2006
2） Inaba M, et al: J Am Soc Nephrol 18:896-903, 2007
3） 血液透析患者の糖尿病治療ガイド 2012, 透析会誌 46：311-57, 2013
4） Tahara Y, et al: Diabetol Int 6:219-25, 2015
5） 島 健二、他：透析会誌 42:47-57, 2009

3章

HbA1cとグリコアルブミンの個人差を考える

ACCORD試験で示されたHbA1cの個人差の重要性

HbA1cは血糖コントロールを判定する最も重要な指標ですが、合併疾患や個人差の影響により血糖値が同じであっても、患者により大きなバラツキを示すことが明らかになりました。HbA1cに大きな個人差があることはDCCT研究[1)]のデータでも示されていましたが、DCCTではHbA1cと平均血糖が高い相関を有することが評価され、HbA1cの個人差については全く注目されませんでした。DCCT、UKPDSなどの大規模研究により、強化療法でHbA1cを引き下げると糖尿病の合併症を抑制できることが証明され[1、2)]、HbA1cが血糖コントロールのgold standardとなりました。これらの結果、「基本的な血糖コントロール目標をHbA1c＜7%とする」という世界的コンセンサスが得られました。

しかし、研究が進むと、この基準では心血管疾患の発症を十分に抑制できないことが問題となってきました。このため、HbA1cをもっと引き下げれば心血管疾患を十分に抑制できるのではないかと考えられ、ACCORD試験[3)]、ADVANCE試験[4)]、VADT試験[5)]などの大規模試験が行われました。

ところが、さらに強力な血糖管理を行っても心血管疾患が減少しないだけでなく、ACCORD試験では、強化療法群で全死亡が有意に増加する結果になってしまいました。ACCORD試験の結果は世界に強い衝撃を与えました。ACCORD試験でこのような結果になった原因は重症低血糖の多発にあると考えられ、できる限り低血糖を起こさないことが新たなコンセンサスになりました。ACCORD試験の結果については多数の二次解析が行われましたが、何が強化療法群の全死亡を増加させたかよく分かりませんでした。ところが、最近になり、ACCORD試験の問題はHbA1cの個人差を無視したことにあることが判明しました[6)]。

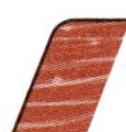

ACCORD試験[3)]

ACCORD試験の目的は、強化療法により心血管疾患を抑制できるかどうかを調べることでした。対象は、心血管疾患の既往を有する2型糖尿病患者(40～79歳)または心血管疾患のリスク因子を2つ以上有する2型糖尿病患者(55～79歳)で、HbA1c≧7.5%の1万251人を対象にしました(**表1**)。これらを強化療法群(目標HbA1c<6%)と標準療法群(目

表1 ACCORD試験、ADVANCE試験、VADT試験の比較

	ACCORD		ADVANCE		VADT	
症例数	10,251人		11,140人		1,791人	
平均観察期間	3.5年		5年		6.3年	
平均年齢	62.2歳		66歳		60.4歳	
平均罹病期間	10年		8年		11.5年	
HbA1c(前)	8.1%		7.5%		9.5%	
HbA1c(目標)	<6.0%	7-7.9%	<6.5%	各国基準	<6.0%	8-9%
HbA1c(最終)	6.4%	7.5%	6.5%	7.3%	6.9%	8.4%
心血管病変	10%減少(p=0.16)		6%減少(p=0.32)		13%減少(p=0.13)	
細小血管症	減少		14%減少(p=0.01)		変化なし	
死亡	22%増加(p=0.04)		7%減少(p=0.28)		7%増加(p=0.61)	
重症低血糖	16.2%	5.1%	2.7%	1.5%	21.1%	9.7%
体重変化	+3.5kg	+0.4kg	−0.1kg	−1.0kg	+8.2kg	+4.0kg
インスリン	77.3%	55.4%	40.5%	24.1%	85%	70%

標 HbA1c7.0-7.9%)にランダムに割り付け、非致死性心筋梗塞、非致死性脳卒中、心血管死が強化療法で抑制できるかどうかを評価しています。追跡の結果、達成できた HbA1c は、強化療法群では 6.4%(中央値)、標準療法群では 7.5%(中央値)でした。ところが、平均 3.5 年後に中間解析を行ったところ、強化療法を行っても心血管疾患は有意に減少せず、重症低血糖や全死亡が有意に増加していました。この結果を受けて、急きょ、試験は中止されることになりました。

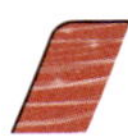

ADVANCE 試験[4)]

ADVANCE 試験も強化療法により心血管疾患を抑制できるかどうかを目的としました。対象者は 30 歳以上で診断された 55 歳以上の 2 型糖尿病患者で、心血管疾患または細小血管症の既往または心血管疾患のリスク因子を 1 つ以上有する 1 万 1140 人でした(**表 1**)。これらの対象者をランダムに強化療法群と標準療法群に割り付け、心血管イベントと細小血管症の発症・進展に対する効果を調べました。ADVANCE 試験のコントロール目標は、強化療法群は HbA1c≦6.5%以下、標準療法群は各国の基準に準拠することにしました。つまり、ACCORD 試験に比べると、強化療法群の目標を 0.5%だけ高く設定したわけです。追跡の結果、5 年後の平均 HbA1c は強化療法群で 6.5%、標準療法群で 7.3%となり、ACCORD 試験とほぼ同じでしたが、心血管疾患の発症率、心血管死、全死亡に有意な変化はありませんでした。重症低血糖は強化療法群で有意に高率でしたが、その発症頻度は非常に低率でした。

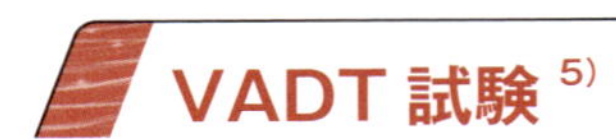

VADT 試験[5)]

VADT 試験も同様に強化療法により心血管疾患を抑制できるかどうか

を調べた研究です。本研究の対象者はコントロール不良（HbA1c 7.5%以上）で、心血管疾患の既往を有する2型糖尿病の退役軍人 1791 人です。これらを強化療法群と標準療法群にランダムに割り付け、心血管イベント発症に対する効果を調べました（**表 1**）。HbA1c のコントロール目標は、強化療法群では<6.0%、標準療法群では<9.0%とし、達成できない場合はインスリンを併用することとしました。追跡の結果、治療後の平均HbA1c は強化療法群で 6.9%、標準療法群で 8.4%となり、ACCORD試験や ADVANCE 試験に比べ、0.4〜0.5%ポイント高値でした。重症低血糖は強化療法群で有意に増加しましたが、心血管疾患、心血管死、全死亡、細小血管症などの発症率に有意な変化は見られませんでした。

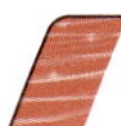

強化療法により心血管疾患を抑制できるか？

以上のような非常によく似た臨床試験が並行して行われ、強化療法により心血管疾患を抑制できるかどうかが調べられたのです。試験開始前は、強化療法により HbA1c を十分に引き下げれば、細小血管症だけでなく心血管疾患の発症も抑制できるのではないかと大きな期待が寄せられていました。

ところが、いずれの試験でも、強化療法を行っても重症低血糖が増えるだけで、心血管疾患の発症率を有意に抑制することはできませんでした。しかも、ACCORD 試験においては強化療法群で全死亡が有意に増加し、試験を中止するという結果になってしまいました。これらの3試験のうち、ACCORD 試験と ADVANCE 試験は非常によく似た試験であり、異なるのは、強化療法群の治療目標が ACCORD 試験では HbA1c<6.0%であったのに対し、ADVANCE 試験では HbA1c<6.5%とやや緩徐な目標であったことだけです。実際に達成された HbA1c は ACCORD 試験では

6.4%、ADVANCE 試験では 6.5%ですから、達成できた血糖コントロールはほぼ同じでした。従って、単純に考えると、HbA1c<6.0%という目標そのものが全死亡を増加させた可能性があります。

ACCORD 試験における強化療法群の全死亡の増加は世界的問題となり、それまでの「HbA1c をできる限り正常近くまで引き下げる」という目標設定は非常に危険であることが判明しました。ACCORD 試験の問題点を解明するため、多数の事後解析が行われましたが、いずれも真の原因を明らかにすることはできませんでした。ただし、ACCORD 試験では厳格な血糖コントロールを達成するため多数の患者にインスリンや SU 薬が使われていました。このため、これらの薬剤が重症低血糖を頻発させたのではないかというのが一般的な解釈でした。

ACCORD 試験の結果を受け、糖尿病の治療目的は単に HbA1c を引き下げるのではなく、「できる限り低血糖を起こさずに HbA1c を引き下げる」というように変化しました。この考えをさらに進め、低血糖を起こさないため、できる限りインスリンや SU 薬を使うべきでないという意見もあります。しかし、ACCORD 試験の事後解析では、死亡率とインスリン使用の有無やインスリン使用量との間に有意な関係はありませんでした[7]。

ACCORD 試験の強化療法群における全死亡増加の原因

このように、ACCORD 試験における全死亡の原因は重症低血糖であると推測されたものの、真の原因は不明のままでした。ところが、2015 年になり、Hempe ら[6]が、強化療法群で全死亡が増加した原因は、HbA1c の個人差にあることを突き止めました。

彼らは、ベースラインにおける空腹時血糖と HbA1c の関係を解析し、過去 1 カ月の空腹時血糖の平均値から HbA1c を推定する次式を算出しました。

予測 HbA1c(%)＝平均空腹時血糖(mg/dL)×0.009＋6.8

更に、彼らは、HbA1c の個人差を定量化するため、ベースラインにおける実測 HbA1c と予測 HbA1c の差を Hemoglobin Glycation Index (HGI)と定義しました。すなわち、

HGI＝実測 HbA1c－予測 HbA1c

としました。この HGI を用いて、全患者を低 HGI 群(HGI≦－0.520)、中 HGI 群(－0.520<HGI≦0.202)、高 HGI 群(HGI>0.202)に 3 等分しました。**図 1** にベースラインにおける 3 群の HbA1c と空腹時血糖(FPG)の分布を示しますが、FPG の分布は 3 群で全く変わらないのに対し、HbA1c の分布は 3 群で大きく異なっています。

このように 3 群間における心血管疾患、全死亡、低血糖の発症率を比較すると、強化療法により全死亡が有意に増加したのは高 HGI 群のみで、中 HGI 群と低 HGI 群では全死亡の増加は見られませんでした。つまり、実際の血糖に比し HbA1c が相対的に高値を示す患者では、HbA1c を引き下げるために過剰な血糖コントロールが行われ、結果として重症低血糖が増加し、全死亡が増加したと考えられます。

ACCORD 試験の本来の目的である強化療法による心血管イベントの抑制に関しても、中 HGI 群と低 HGI 群では強化療法によるイベント発生率の抑制が見られましたが、高 HGI 群ではこのような効果は見られませんでした。つまり、高 HGI 群では見かけ上は HbA1c が高値ですが、実際の血糖は十分に低く、更に血糖を引き下げても、低血糖のリスクが増加す

るだけで合併症抑制効果はないということになります。

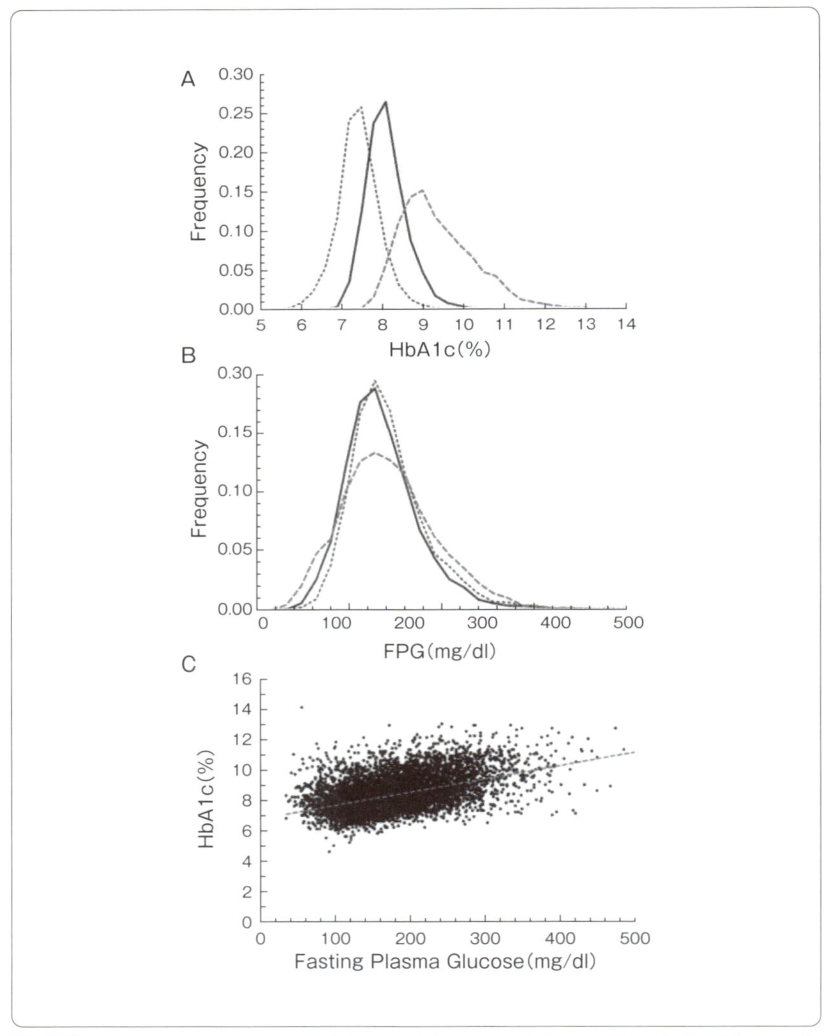

図1 ACCORD 試験における空腹時血糖(FPG)の分布(A、B)。点線：低 HGI 群、実線：中 HGI 群、破線：高 HGI 群

HbA1c の個人差：high glycator と low glycator

これまで ACCORD 試験は失敗した研究と考えられていましたが、Hempe らの解析により、HbA1c の個人差という問題を浮かび上がらせた貴重な研究になりました。この解析のおかげで、単に HbA1c をターゲットとして強化療法を行うと、HbA1c が血糖に比し相対的に高値を示す患者に対してはデメリットの方が大きいことが分かりました。このような血糖に比し HbA1c が高値になる例を「high glycator」と呼び、逆に血糖に比し HbA1c が低値になる例を「low glycator」と呼びます [8)]。

Hempe らの研究は、強化療法を行う場合には、単純に HbA1c を指標とするのではなく、対象例が high glycator や low glycator でないかどうかを見極めることの必要性を明らかにしました。ただし、これらの用語を用いる場合、少し注意が必要です。それは、high glycator あるいは low glycator というのは glycation されやすい症例あるいは glycation されにくい症例を意味しているのではないことです。本書でこれまでも説明してきた通り、HbA1c の個人差を決める最大の要因は赤血球寿命の個人差です。従って、high glycator は赤血球寿命の長い症例、low glycator は赤血球寿命の短い症例であると考えられます。

これまでの糖尿病に関する大規模臨床試験は全て HbA1c をコントロール目標とすることで、強化療法や薬剤の有効性を調査してきました。今から考えると、肝心の HbA1c にこのような大きな問題があることを考慮せずに大規模試験が行われてきたわけです。高度にコントロール不良の症例を対象に臨床試験を行う場合は、HbA1c に多少の個人差があってもあまり問題にならなかったと考えられます。しかし、時代と共に厳格なコントロールを目指すようになると、HbA1cの個人差が無視できなくなってきました。

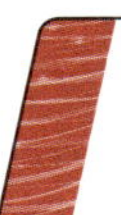

High glycatorとlow glycatorをどのようにして把握するか？

では日常臨床の中でhigh glycatorやlow glycatorをどのように把握すればよいのでしょうか？ 現在の臨床的方法で考えると、HbA1c以外の指標を用いて真のHbA1cを予測する方法としては表2に示すような方法が考えられます。

方法(1)は、HempeらがACCORD試験の解析に用いた空腹時血糖からHbA1cを推測する方法です。彼らはSMBGのデータのうち、食後血糖に相当するデータは食事や測定時間の影響が大きいということで除外し、過去1カ月の平均空腹時血糖とHbA1cの関係を調べ

予測HbA1c(%)＝平均空腹時血糖(mg/dL)×0.009＋6.8

という計算式を得ました。この式で平均空腹時血糖から予測HbA1cを求めることができますが、得られた予測HbA1cには最大2～3%ポイントという非常に大きな誤差があります。従って、この式を臨床で用いるには誤差が大き過ぎます。

表2 真のHbA1cを予測するいろいろな方法

1) 空腹時血糖からHbA1cを推測する。
2) SMBG(血糖自己測定)の結果からHbA1cを推測する。
3) グリコアルブミンからHbA1cを推測する。
4) フルクトサミンからHbA1cを推測する。
5) CGM(持続血糖測定)の結果からHbA1cを推測する。

方法(2)は、SMBG のデータを用いて HbA1c を予測する方法です。頻回に血糖日内プロフィルを測っている症例であれば、その平均血糖を用いて

予測 HbA1c＝平均血糖÷30＋2

という式で HbA1c が予測できます。日内プロフィルを測っていない場合は、データの全体的な状態から平均血糖を推測し、この式で HbA1c を計算します。予測 HbA1c の精度は測定回数に比例することになりますが、誤差を最大 1～2%ポイントに抑えることができます。

方法(3)は、グリコアルブミンから HbA1c を推測する方法です。グリコアルブミンと HbA1c の関係式は既に示した通り、

予測 HbA1c＝グリコアルブミン÷4＋2

となります。この方法による予測 HbA1c と実測 HbA1c のずれは最大で約 1%ポイントになります。

方法(4)は、フルクトサミンから HbA1c を推測する方法です。米国ではグリコアルブミンが普及していませんのでフルクトサミンがよく測定されます。フルクトサミンから計算した予測 HbA1c と実測 HbA1c の差は「Glycation gap」と呼ばれています[9]。フルクトサミンの代わりにグリコアルブミンを用いて Glycation gap を計算する方法も報告されています[10]。ただし、測定精度はグリコアルブミンの方が優れているので、フルクトサミンを測定することに特別なメリットはありません。

方法(5)は、CGM を用いる方法です。第 1 章でも述べましたが、Bergenstal ら[11]が

予測 HbA1c（*G*lucose *m*anagement *I*ndicator）
＝3.31＋CGM の平均血糖（mg/dL）×0.02392

と報告しています。この方法は原理的には最も優れた方法で、CGMの血糖が正確であれば、予測HbA1cが正確に計算できます。最大の問題は、現在のCGM機器ではまだ血糖の測定精度が十分ではないことです。また、日本人に対してもこの式をそのまま適応できるかどうかは確認されていません。この方法による予測HbA1cの誤差は最大で約1%ポイントと推測されます。

このように、真の血糖コントロール状態を判定するためには、いろいろな方法が考えられますが、現時点では決定的な方法はありません。HbA1cの測定値と実際の血糖コントロール状態が一致していないと疑われる場合は、これらの方法を組み合わせて検討することが必要です。

まとめ

HbA1cは平均血糖に比例する指標ですが、症例により大きな個人差があるのが現状です。これまでの臨床試験は全て血糖コントロール指標としてHbA1cを採用していますが、肝心のHbA1cに大きな個人差があることは考慮されていません。中でも、厳格な血糖コントロールを求める試験では、HbA1cの個人差が大きな問題になります。これまでに多数の臨床試験が行われ、糖尿病に対する重要な指針を決めてきましたが、HbA1cの個人差を考慮すると、見直さなければならないものも出てくる可能性があります。また、臨床試験の結果は、あくまでも平均的な患者に対する結果です。HbA1cに大きな個人差がある以上、その成果を各個人に適応する場合は、その差を考慮しなければならないのは言うまでもありません。

参考文献

1） DCCT Research Group: N Engl J Med 1993;329:977-986.

2) UKPDS Group: Lancet 1998;352:837-53.
3) ACCORD Study Group: N Engl J Med 2008;358:2545-59.
4) ADVANCE Collaborative Group: N Engl J Med 2008;358:2560-72.
5) Duckworth W, et al: N Engl J Med 2009;360:129-39.
6) Hempe JM, et al: Diabetes care 2015;38:1067-74.
7) Siraj ES, et al: Diabetes Care 2015;38:2000-8.
8) Cohen RM: Diabetes Care 2007;30:2756-7.
9) Cohen RM, et al: Diabetes Care 2003;26:163-7.
10) Kim MK, et al: J Diab Comp 2017;31:1127-31.
11) Bergenstal RM, et al: Diabetes Care 2018;41:2275-80.

HbA1c・グリコアルブミンの推移を簡単に見る方法

各数値とその対比をエクセルで管理する

これまで、HbA1cとグリコアルブミンと血糖の関係や両指標間の相違点について述べてきました。両者は共に平均血糖を反映する指標ですが、HbA1cが過去4カ月という長期の血糖を反映するのに対し、グリコアルブミンは過去2～4週というやや短期の血糖を反映します。血糖コントロールが変化した場合、HbA1cが半減期1カ月でゆっくり血糖を追随するのに対し、グリコアルブミンは半減期17日の速さで血糖を追随します。両指標は共に合併疾患や個人差によって影響され、症例によっては両者が大きく乖離します。両指標はこのように異なった振る舞いをするため、両者を併用すると血糖コントロール状態をより詳しく把握することができます。

両指標を併用する場合、問題は両者の比較が面倒なことです。通常は、グリコアルブミンをHbA1cに変換し、実測のHbA1cと比較して血糖コントロール状態を判定することになりますが、グリコアルブミンをHbA1cに1つずつ変換して比較するのは煩わしい作業です。血糖コントロールが不安定な患者の場合、長期的な変化を把握することも必要ですが、電子カルテの数値を見て、長期的変化を把握するのも容易ではありません。HbA1cとグリコアルブミンという2つの指標を使いこなすためにはいろいろな工夫があると思いますが、経過図と対比図というグラフにすると非常に便利で、とても分かりやすくなります。今回はこの経過図と対比図について紹介したいと思います。

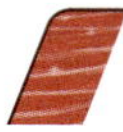

HbA1c とグリコアルブミンの同時測定の勧め

HbA1c とグリコアルブミンを併用する場合に必要なことは、両指標をできる限り同時に測定することです。現在の健康保険制度では、両者を同時測定しても特別な症例以外は一方しか請求できないという問題がありますが、できる限り同時測定をすることが望まれます。保険上の制約を避けるため、HbA1c とグリコアルブミンを隔月で測定する施設もあるようですが、両者の変化がずれた場合、この方法では病態が変わったのか、血糖コントロールの変化による一過性の乖離なのか判断が難しくなります。全ての症例に毎回、同時測定をする必要はありませんが、血糖コントロールの不安定な症例では、できる限り頻回に行うことが望まれます。血糖コントロールの安定した症例では、1 年に一度か二度、同時測定をすれば十分でしょう。

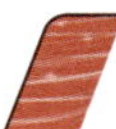

HbA1c とグリコアルブミンの経過図と対比図

HbA1c とグリコアルブミンを見て各患者の病態を迅速に把握するためには、図 2 に示すような経過図と対比図に表示するのがとても便利です。データをこのように表示すれば、診察直前に HbA1c を測定し、過去の HbA1c あるいはグリコアルブミンの経過図と比較しながら、薬剤の調整や患者に対する説明と指導を行うことができます。

図２の左上は HbA1c の経過図、左下はグリコアルブミンの経過図です。HbA1c の目盛は 1%きざみ、グリコアルブミンの目盛は 4%きざみになっています。最大値、最小値、目盛は HbA1c とグリコアルブミンが相互変換式

HbA1c＝グリコアルブミン÷4＋2

で対応するように設定します。従って、HbA1cとグリコアルブミンに乖離がなければ、データは上下共に同じ高さの所で推移し、平行して変動することになります。

図2の右側はHbA1cとグリコアルブミンの対比図です。対比図は横軸がHbA1c、縦軸がグリコアルブミンになっており、左下のコーナーはHbA1c=2%、グリコアルブミン=0%となっています(血糖=0に相当します)。最大値は経過図の最大値と同じです。HbA1cとグリコアルブミンの変換式を赤線で示していますが、変換式は45度の直線になります。従って、HbA1cとグリコアルブミンに乖離がない時は、測定点はこの赤い斜線上に分布することになります。

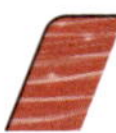

いろいろな症例における経過図と対比図

経過図と対比図を見ていただいた上で、特徴的な症例のデータを示し、両グラフの有用性を紹介したいと思います。

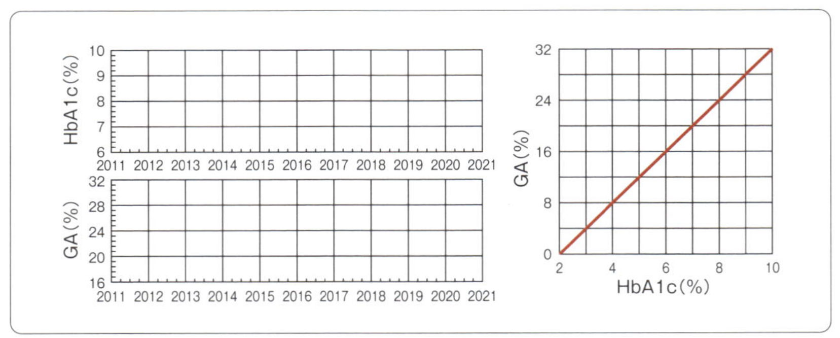

図2 HbA1cとグリコアルブミンの経過図と対比図のひな型

【症例 1】 症例 1 は 2 型糖尿病の患者です。基本的にコントロールは良好ですが、2015～2016 年に一過性にコントロールを悪化させています。この症例は HbA1c が冬に上昇し、夏に低下するという季節変動を繰り返しています。HbA1c とグリコアルブミンに乖離はなく、経過図では同じ高さの所で変動し（図 3 左）、対比図では赤線に沿って変動しています（図 3 右）。

【症例 2】 症例 2 は血糖コントロールの困難な 2 型糖尿病の患者です。この症例は、インスリン治療中ですが、2013 年秋から HbA1c が 11% 以上になり、翌春にやっと教育入院をしました。その結果、HbA1c は 7 %近くまで低下しましたが、その後、再度上昇し、大きな季節変動を繰り返しています（図 4 左上）。この症例も HbA1c とグリコアルブミンに乖離はなく、経過図では上下同じ高さの所を大きく変動し、対比図では変動が大きいにもかかわらず赤線に沿って変動しています（図 4 右）。電子カルテのデータを見てこの変動を把握するのは困難ですが、経過図と対比図を見れば病状が一目で把握できます。

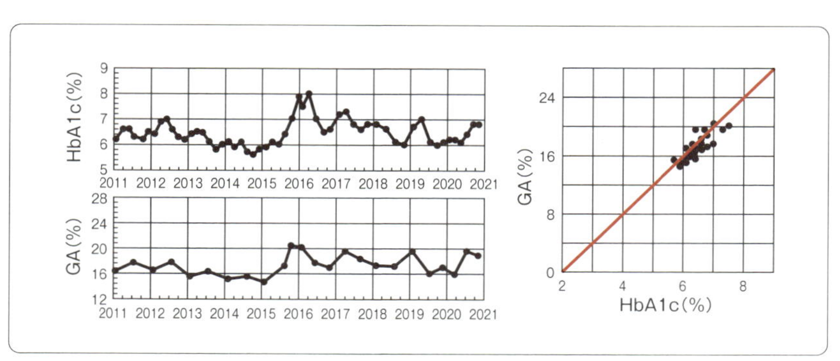

図 3 症例 1 の HbA1c とグリコアルブミンの経過図と対比図

【症例 3】　症例 3 は 1 型糖尿病の患者です。本症例は両指標に影響する合併疾患がないにもかかわらず、両者が大きく乖離しています。このため、経過図では異なった高さの所を推移し(図 5 左)、対比図では赤線よりかなり右下の線に沿って変動しています(図 5 右)。この症例は、SMBG の結果がかなり良好であったので high glycator ではないかと疑っていました。最近 CGM ができるようになりましたので早速行うと、グリコアルブミンが正しく、HbA1c は異常高値であることが確認できました。

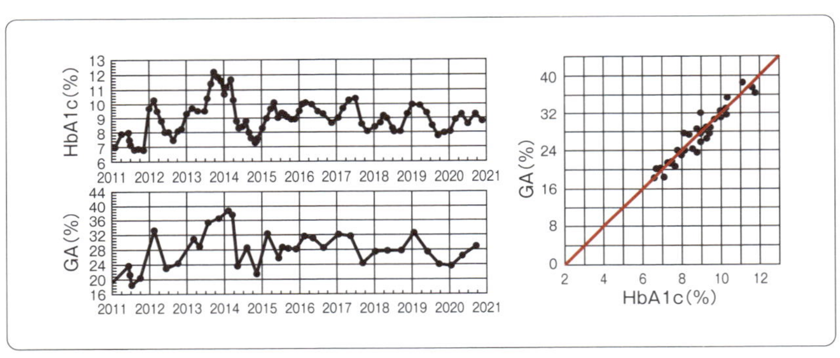

図 4　症例 2 の HbA1c とグリコアルブミンの経過図と対比図

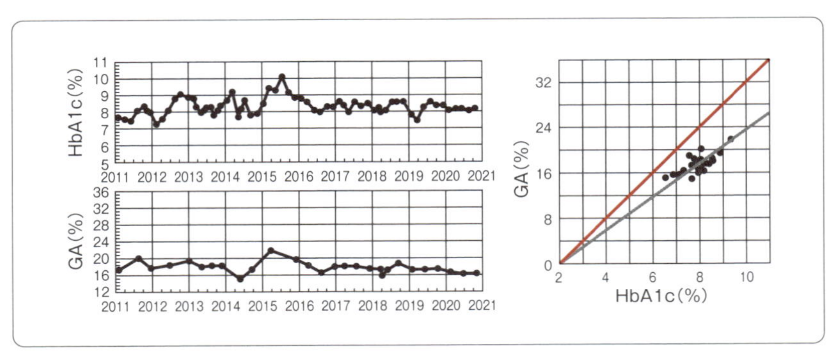

図 5　症例 3 の HbA1c とグリコアルブミンの経過図と対比図

【症例 4】 症例 4 も 1 型糖尿病の患者です。食事療法が守れないだけでなく、神経障害と足の皮膚潰瘍で、入退院を繰り返していました。入退院と季節変動が重なり、血糖コントロールが大きく変動するだけでなく、HbA1c に比しグリコアルブミンがかなり高値となっていました(図 6 左)。この症例も両指標に乖離を起こすような疾患を合併していませんでした。対比図のデータは線に沿って変動し、両指標は長期に渡って乖離しています(図 6 右)。この患者はやがて徐々にコントロールが改善し、足の状態も改善してきましたが、データをよく見ると、病状の改善と共に両指標の乖離が少し小さくなったように見えます。ただし、病状の改善と乖離度の改善が何らかの関連を意味するのかどうかは分かっていません。

【症例 5】 症例 5 は BMI＝42 という高度肥満を伴った 2 型糖尿病の患者です。この症例のグリコアルブミンは HbA1c に比し著明な低値を示し(図 7 左)、対比図では赤線よりはるか右下にデータが分布しています(図 7 右)。本症例における両指標の乖離の原因は高度肥満によるグリコアルブミンの低値であろうと推測されます。

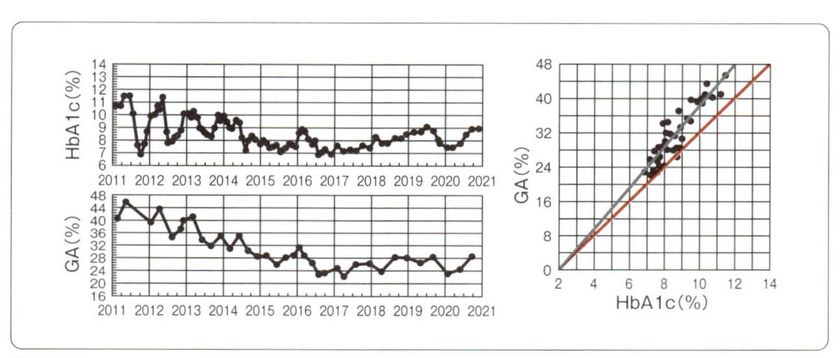

図 6 症例 4 の HbA1c とグリコアルブミンの経過図と対比図

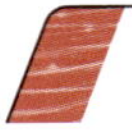

データベース作成の勧め

症例1、4はコントロール良好な症例、その他はコントロールが困難な患者です。コントロールの困難な患者にこそ経過図と対比図が役に立ちます。上に示したように、HbA1cとグリコアルブミンを経過図と対比図に表示すると、各患者の問題点が一目で分かるためです。電子カルテ上のデータを見るだけではこのような把握は困難でしょう。

では、どのようにすれば経過図と対比図を簡単に作成できるでしょうか？ 最も初歩的な方法は手書きでグラフにデータを書き込む方法です。この方法は少数例では簡単ですが、多数例では実質的に不可能になります。従って、本格的に経過図や対比図を利用しようと思うと、患者データをデータベース化して表示する以外に方法はありません。

私は、HbA1cとグリコアルブミンに関するデータだけではなく、基本的な患者データを収録したデータベースを作っています。データベースを作ったきっかけは、HbA1cとグリコアルブミンに関する臨床研究を始め

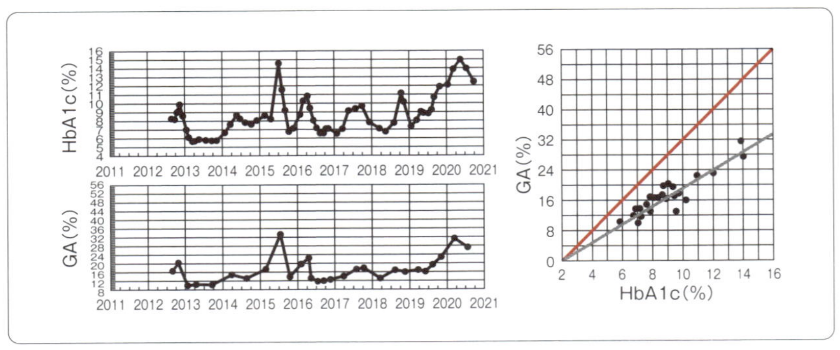

図7 症例5のHbA1cとグリコアルブミンの経過図と対比図

たことです。私が研究を開始した頃はまだ紙カルテの時代でしたので、臨床データを整理するのは非常に大変でした。しかし、時とともにパソコンが急速に進歩し、患者データのデータベース化が次第に簡単になってきました。その後、Microsoft Excel のマクロ機能が非常に使いやすくなった他、アマチュアでもマクロ(Visual Basic for Applications、VBA)を利用してデータ処理ソフトを作れるようになりました。データベースとデータ処理ソフトは自作ですので、必要に応じて自由に修正できるのが最大の利点です。

患者データのデータベース化における最大の問題は、どのような項目をデータベース化するかを決めることです。必要と思われる項目を全てデータベースに入れたくなりますが、余りに立派なものを作ると更新が大変で、維持できなくなってしまいます。自分たちの目的に合わせ、更新可能なできるだけ小さなシステムを作るのがコツと言えます。

今回、このうちの HbA1c・グリコアルブミン管理システムを紹介します。このシステムは、図 8 に示すような簡単なシステムで、(1)検査デー

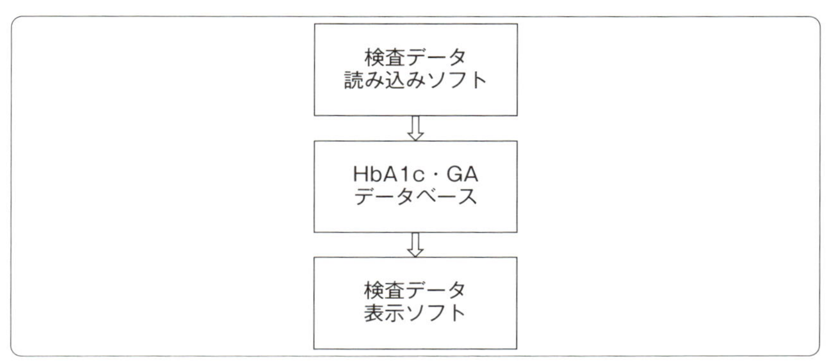

図8 HbA1c・グリコアルブミン管理システム

タ読み取りソフト、(2)HbA1c・グリコアルブミン・データベース、(3)検査データ表示ソフト、の３部で構成されています。

このシステムにおける最も重要なポイントは、検査データを検査室のコンピューターからExcelファイル(具体的にはCSV形式のファイル)としてUSBメモリーに出力してもらうことです。検査データを手で入力するのでは作業量が大きくなり、実現不可能になります。外部の検査会社に検査を依頼している場合であっても、多くの検査会社はこのようなデータ出力に協力してくれるはずです。出力されたExcelファイルのデータは図9のようになっています。検査データ読み込みソフトは、このExcelファイルから検査データを読み込み、次いでデータベースの患者リストを検索し、各患者の指定の位置にデータを書き込むものです。

中心となるのはデータベースです。データの記録法にはいろいろな形式が考えられますが、私は図10に示すように、縦方向に患者リスト、横方向に「検査日＼HbA1c＼グリコアルブミン」という文字形式のデータを日付順に記録しています。

	1	2	3	4	5	
1	カルテ番号	患者ナマエ	検査日	HbA1c	GA	
2	117	アカシ　イチロウ	2020/8/3	7.5	22.5	
3	90	アカシ　ジロウ	2020/8/4	8.1	23.8	
4	251	オオサカ　タロウ	2020/8/17	6.7		
5	15	オオサカ　ハナコ	2020/8/18	7.4	25.4	
6	114	メイマイ　ウメコ	2020/8/24	7.1		
7	130	メイマイ　マツコ	2020/8/24	7.8	22.9	
8						

図9 CSVファイルの構造

このデータベースから該当する患者データを読みだして表示するのが患者データ表示ソフトです。このソフトは、患者名あるいはカルテ番号を指定すると、データベースの患者リストを検索し、その患者のデータを読み出し、表示ソフトの指定の場所に書き込みます。後はExcelのグラフ作成機能を用いれば、自由にグラフを作成することができます。グラフの形式やフォントなどの細かな指定はExcelのグラフ作成機能で指定すれば十分です。

以上のような簡単なシステムですので、ExcelとVBAの双方が使えれば自作するのは難しい作業ではありません。プログラミングが少しできる方であれば、上記の説明だけでシステムを作れるのではないでしょうか。既に小学校でプログラミングに関する授業が始まっていますので、いずれこの程度のシステムは誰でも作れる時代になるかもしれません。

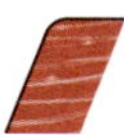

経過図と対比図で分かること

このように経過図と対比図を用いると、各患者のHbA1cとグリコアルブミンの推移と乖離度を即座に判定することができます。長期の経過図を見てすぐに気付くことは、多くの患者のHbA1cが冬から春に上昇し、夏

	1	2	3	4	5	
1	カルテ番号	患者ナマエ	データ１	データ２	データ３	
2	117	アカシ　イチロウ	2020/6/8＼7.7＼22.7	2020/7/6＼7.8＼23.8	2020/8/3＼7.5＼22.5	
3	90	アカシ　ジロウ	2020/6/9＼7.6＼22.1	2020/7/7＼7.8＼23.0	2020/8/4＼8.1＼23.8	
4	251	オオサカ　タロウ	2020/4/27＼6.7＼	2020/6/22＼6.6＼18.5	2020/8/17＼6.7＼	
5	15	オオサカ　ハナコ	2020/6/23＼7.5＼25.6	2020/7/21＼7.6＼25.9	2020/8/18＼7.4＼25.4	
6	114	メイマイ　ウメコ	2020/4/27＼6.9＼	2020/6/29＼7.6＼20.2	2020/8/24＼7.1＼	
7	130	メイマイ　マツコ	2020/6/23＼7.9＼23.2	2020/7/27＼7.5＼22.4	2020/8/24＼7.8＼22.9	

図10　HbA1c・GAデータベースの構造

から秋に低下するという季節変動を繰り返すことです。このような症例では、春にHbA1cが上昇するため、初夏に教育入院を行ったり、血糖降下薬を増量したりすることが多くなります。初夏に薬剤を増量すると、季節変動の効果で夏に血糖が低下するため、一見薬剤が著効を示すように見えます。一方、秋になって薬剤を増量すると、季節変動の効果で血糖が下がらず、薬剤が効かないように見えます。薬剤の効果を正確に判定するためには、常にHbA1cの季節変動を考慮に入れることが必要です。長期の経過図を見ていると、季節変動だけでなく、定年や転職がきっかけで血糖コントロールが大きく変化したり、精神的なストレスで病状が悪化したりという、背景にある生活習慣の変化に気づくことも少なくありません。

対比図に関しては、病状が特別に変化しない限り、基本的に原点から伸びた1本の直線の周囲にデータが分布します。この分布の仕方で乖離の有無や大きさが判定できます。ところが、長期に観察していると、まれに対比図上のデータが一本の直線上から次第にずれてくる症例があります。このような動きは、合併症が急速に進行した場合や逆に改善した場合など、病状が大きく変化した症例に多いように思われます。

本節で示した経過図では、HbA1cとグリコアルブミンだけを示していますが、これに来院時血糖や体重の経過図を追加すると、もっと便利になります。ただし、項目を増やすほど便利にはなりますが、その分、データの入力に手間がかかることになります。電子カルテでこのような機能をサポートしてくれるとありがたいのですが……。スマートフォンのアプリのように簡単に電子カルテに組み込めるソフトの開発はできないのでしょうか？

まとめ

今回は、HbA1cとグリコアルブミンの経過図と対比図について説明しました。このようにグラフ化すると、季節変動や生活習慣の変化などによる病状の変化を迅速に把握できます。グラフ化の効果は、患者数が増えれば増えるほど大きくなりますが、患者データをグラフ化するためには、患者データのデータベース化が必要になります。データベースを一度作っておくと、いろいろな臨床的疑問が生じた場合、データベースを検索することにより直ちに研究を開始することができます。特に、臨床研究を行う場合、データベース化は必須と言えます。データベースの作り方についても触れましたが、興味のある方は、プログラミングを勉強して簡単なツールを作ってみてください。初心者向けのプログラミングの解説書が出版されていますが、インターネットにも無料のプログラミング講座がたくさん公開されています。私は、プログラミングを市販の初学者向けの解説書とインターネットで学習しました。簡単なプログラミングができるようになると、必ず次第に複雑なシステムを作ることができるようになります。

CGMを用いてHbA1cとグリコアルブミンの個人差を定量する

糖尿病患者の血糖コントロールを判定する最善の指標はHbA1cとされています。DCCT研究をはじめとする過去の主要な臨床試験は全てHbA1cをマーカーとして、糖尿病の病態や治療法の有効性を判定してきました。しかし、研究が進むとともに、HbA1cは誰でも同じように平均血糖に比例するわけではなく、合併疾患や個人差によりその値が大きく変化することが分かってきました。本章の冒頭で紹介した通り、HbA1cには大きな個人差があるため、HbA1cをターゲットとして臨床試験を行うと、症例によっては過剰な血糖コントロールになったり、逆にコントロール不足になったりする可能性があることが判明しました。HbA1cの欠点を補完する目的でグリコアルブミンが開発されましたが、グリコアルブミンにも大きな個人差があります。このため、HbA1cもグリコアルブミンも共にgold standardにはなり得ないことが明らかになりました。

HbA1cとグリコアルブミンは平均血糖に比例する指標です。これらの指標と平均血糖の間の比例係数を糖化係数と言いますが、両指標に個人差が生まれる原因は、糖化係数が症例によって異なる点にあります。糖化係数は症例ごとに決まった定数であり、1人の中では長期に渡って変化しませんが、1人ひとりで異なっています。

従って、糖化係数を症例ごとに定量すれば、両指標の有する個人差を正確に補正することができます。HbA1cは過去4カ月、グリコアルブミンは過去1～2カ月の平均的な血糖を反映しますので、それぞれ過去4カ月または2カ月の詳しい血糖が分かれば糖化係数を定量することができます。長期の血糖を詳細に把握することは、これまでの簡易血糖測定器では不可能でしたが、持続血糖測定（CGM）を用いれば可能になります。この問題は、現在進行中のテーマですが、今回は CGM を用いた糖化係数の定量法について、基本的な方法論と臨床的な意義について説明したいと思います。

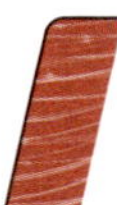

HbA1c およびグリコアルブミンと平均血糖の基本的関係

HbA1c とグリコアルブミン（GA）は基本的には先行期間の平均血糖を反映します。これまでの研究によれば、血糖コントロールの安定した症例における両指標と平均血糖 AG の関係は

$$HbA1c(NGSP) = AG \div 30 + 2$$

$$GA = AG \div 7.5$$

となります。HbA1c（NGSP）は上に示したように 2%のげたを履いた数値になっていますので、

$$GH = HbA1c(NGSP) - 2$$

というグリコヘモグロビン（GH）を導入すると計算が分かりやすくなります。HbA1c として IFCC 値を用いれば 2%のげたの問題はなくなりますが、本稿では NGSP 値に簡単に変換できる GH を用いて計算を進めます。GH を用いると、上記の関係式は

$$GH = AG \div 30$$

$$GA = AG \div 7.5$$

と大変簡単になります。すなわち、GH、GA に対する糖化係数はそれぞれ 1/30 あるいは 1/7.5 になります。

この糖化係数は先に述べたように、実は平均的な患者に対する糖化係数

です。HbA1cとグリコアルブミンの個人差はこの糖化係数が症例ごとに異なることが原因です。そこで、各症例の糖化係数をf_{GH}、f_{GA}とすると、GH、GAとAGの関係は

$$GH = f_{GH} \times AG$$

$$GA = f_{GA} \times AG$$

となります。従って、f_{GH}、f_{GA}を症例ごとに定量すれば両指標の個人差を補正することができます。これらの指標と変数の関係を図11に示します。Rとf_{GH}、f_{GA}の間には

$$R = GA/GH = f_{GA}/f_{GH}$$

という関係がありますが、このRも個人ごとに決まった定数です。過去のデータからRが分かっていれば、f_{GH}かf_{GA}の一方を定量すれば、この式を用いて他方も定量することができます。

血糖が安定した症例における糖化係数の計算法

血糖コントロールが安定している場合は、f_{GH}、f_{GA}の定量は非常に簡単です。CGMを行うとともに、HbA1cとグリコアルブミンを測定すれば、

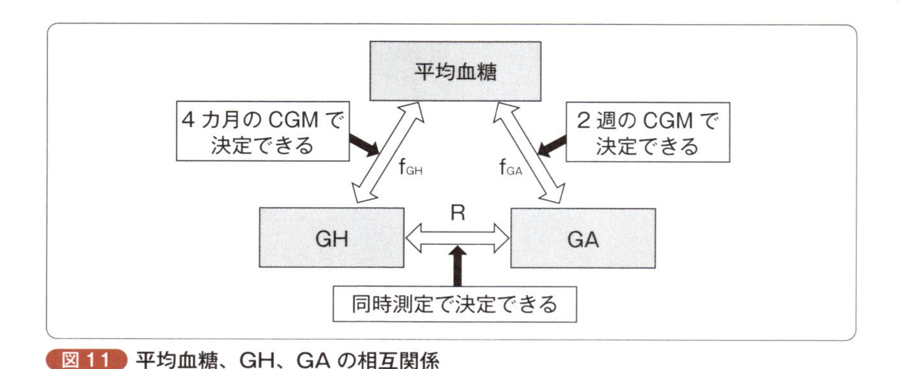

図11 平均血糖、GH、GAの相互関係

CGM 期間中の平均血糖 AG を用いて

$$f_{GH}=GH/AG$$

$$f_{GA}=GA/AG$$

とすれば簡単に計算できます。このようにして、症例ごとに f_{GH}、f_{GA} を定量しておけば、HbA1c あるいはグリコアルブミンから直ちに AG が計算でき、両指標から血糖コントロール状態を正確に把握することが可能になります。

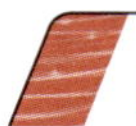

血糖が一定でない症例における糖化係数の計算法

血糖コントロールの不安定な 1 型糖尿病や教育入院中の患者などでは、CGM 中に血糖コントロール状態が大きく変化する可能性があります。このような症例では、HbA1c とグリコアルブミンが血糖に遅れて変化するため、前項のように簡単に糖化係数を計算することができません。

では、CGM 中に血糖コントロール状態が変化した場合、どのようにすれば糖化係数を正確に計算できるでしょうか？ HbA1c およびグリコアルブミンと過去の血糖の厳密な関係は、これまでのシリーズで解説しましたが、これらの厳密な関係式を用いれば、血糖変動の有無にかかわらず CGM 中の血糖を用いて糖化係数を正確に計算することができます。計算式の展開や導出は複雑ですので、ここでは計算結果と臨床的意義のみを述べたいと思います。

1 ヘモグロビン糖化係数の一般的計算法

HbA1c と過去の血糖の関係は、赤血球寿命を T 日とすると、過去 T 日の血糖が HbA1c に寄与し、その寄与率は過去になるほど小さくなります。過去の血糖は 1 日ごとの平均血糖で扱い、前日の平均血糖を G(1)、前々日の平均血糖をG(2)、n日前の平均血糖をG(n)とします(n＝1～Tです)。さらに、GHに対する過去の血糖G(1)～G(T)の寄与率をW(1)～W(T)とします。このように仮定すると、GHと過去の血糖の関係は**図12**のようになります。一見、複雑な式に見えますが、GHを決定するのは過去の単純平均血糖ではなく、血糖G(1)～G(T)に寄与率をW(1)～W(T)を掛けて平均した加重平均血糖がGHを決定することになります。

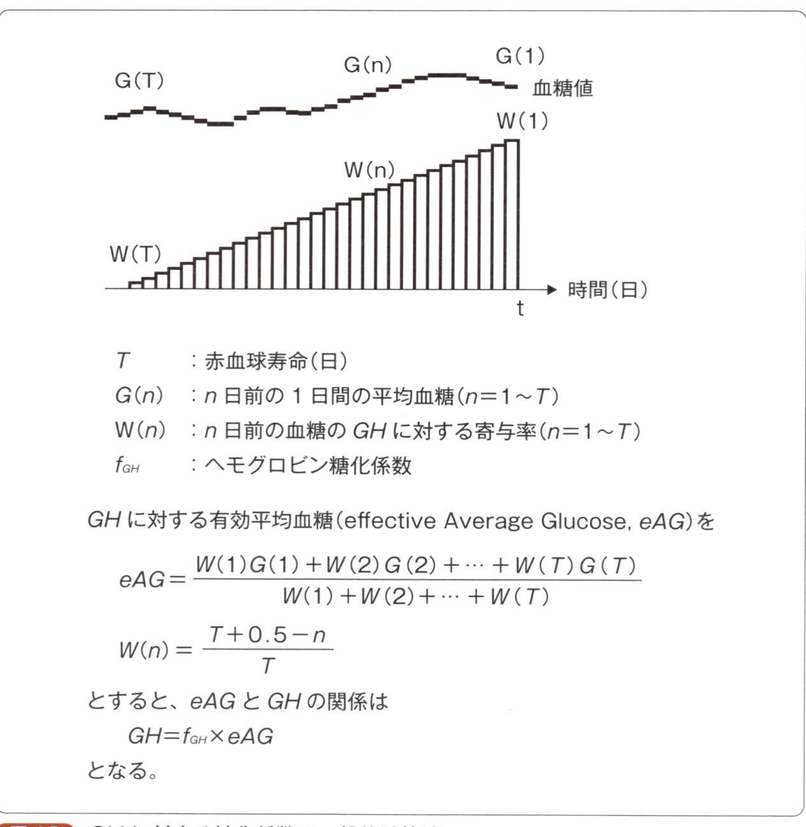

図12 GHに対する糖化係数の一般的計算法

この加重平均血糖がGHを決定する有効平均血糖(effective Average Glucose、eAG)になっています。このeAGを用いると、GHとeAGの関係は

$$\mathrm{GH} = f_{\mathrm{GH}} \times \mathrm{eAG}$$

となって、血糖が一定の場合と同じ関係式になります。

2 アルブミン糖化係数の一般的計算法

グリコアルブミンの場合も、過去の血糖の寄与率は近い過去ほど大きく、遠い過去ほど小さくなります。ただし、グリコアルブミンに対する過去の血糖の寄与率は過去になるほど指数関数的に減少し、無限の過去の血糖まで寄与します。そこで、過去の血糖をG(1)～G(∞)、過去の血糖の寄与率をW(1)～W(∞)とすると、GAと過去の血糖の関係は図13のようになります。グリコアルブミンの場合もこのような加重平均血糖がGAを決定する有効平均血糖eAGになっています。GAとeAGの関係は

$$\mathrm{GA} = f_{\mathrm{GA}} \times \mathrm{eAG}$$

となり、やはり血糖が一定の場合と同じ関係式になります。理論的には計算に必要な過去の期間は無限の過去までとなりますが、実質的には過去2カ月で打ち切っても大きな誤差は発生しません。

ここで注意すべきは、HbA1cとグリコアルブミンでeAGの計算式が異なっていることです。2つのeAGの式が異なるのは、両指標に対する過去の血糖の寄与のしかたが異なるからです。血糖コントロールがあまり変化していなければ両者のeAGはほとんど同じ値になりますが、血糖が大きく変化した場合は両者が異なった値になります。両指標の最大の相違点は血糖を反映する期間の長さですので、1～2カ月前に血糖コントロールが大きく変わった場合は、両者のeAGが大きく異なる可能性があります。

3 短期のCGMによるアルブミン糖化係数の計算法

このように長期に渡る過去の血糖をきちんと把握できれば、血糖がどのように変動しても、ヘモグロビン糖化係数あるいはアルブミン糖化係数を正確に計算することができます。血糖を把握しなければならない期間は、HbA1cの場合は過去4カ月、グリコアルブミンの場合は過去2カ月になります。原理的には、糖化係数を計算するためにはこのような期間の血

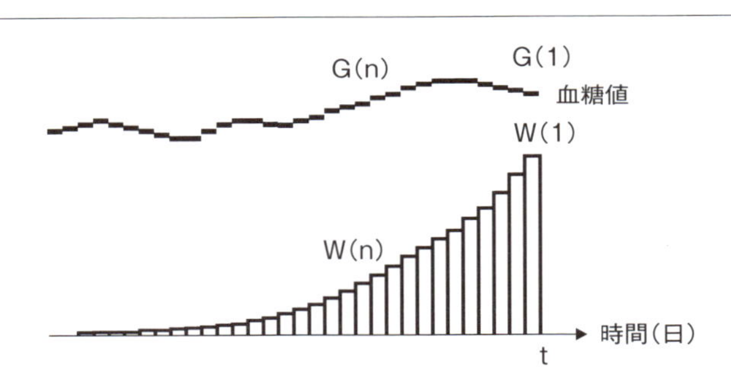

τ ：血中アルブミン半減期(日)

$G(n)$ ：n 日前の1日間の平均血糖($n=1\sim\infty$)

$W(n)$ ：n 日前の血糖の GA に対する寄与率($n=1\sim\infty$)

f_{GA} ：アルブミン糖化係数

GH に対する有効平均血糖(effctive Average Glucose, eAG)を

$$eAG=\frac{W(1)G(1)+W(2)G(2)+W(3)G(3)\cdots}{W(1)+W(2)+W(3)\cdots}$$

$$W(n)=\gamma^{n-1}$$
$$\gamma=(1/2)^{1/\tau}$$

とすると、eAG と GA の関係は

$$GH=f_{GA}\times eAG$$

となる。

図13 GAに対する糖化係数の一般的計算法

糖が必要になりますが、もう少し短期のCGMで糖化係数を計算できないでしょうか？ このような観点から、糖化係数の計算原理を詳細に検討したところ、CGMの前後にグリコアルブミンを測定すれば、2週間のCGMでアルブミン糖化係数を計算できることが分かりました。

CGM施行期間をS日とし、CGMの開始時と終了時にグリコアルブミンを測定します。CGM開始時のGAをGA_1、CGM終了時のGAをGA_2とすると、**図14**に示すように、有効平均血糖eAGと予測GA(estimated Glycated Albumin、eGA)を用いてアルブミン糖化係数が計算できます。この計算に用いるeAGはCGM期間中の血糖のみで計算した加重平均血糖です。eGAはこのeAGが続いた場合に予測されるGA値になっています。少し見方を変えると、CGM期間が短いためCGM以前に生成されたGAがまだ血中に残っていますが、この影響を取り除いて補正する作業がeGAの計算になっています。このeAGとeGAを用いると両者の関係は

$$eGA = f_{GA} \times eAG$$

となり、基本形と同じ関係式になります。

ヘモグロビン糖化係数はこのような短期のCGMで計算することはできません。その理由は、ヘモグロビンの代謝が赤血球の寿命に支配されているためアルブミンのような簡単な関係式を導くことができないからです。ただし、過去のデータからRが分かっている場合は

$$f_{GH} = f_{GA} \div R$$

という式で、f_{GH}を計算することができます。

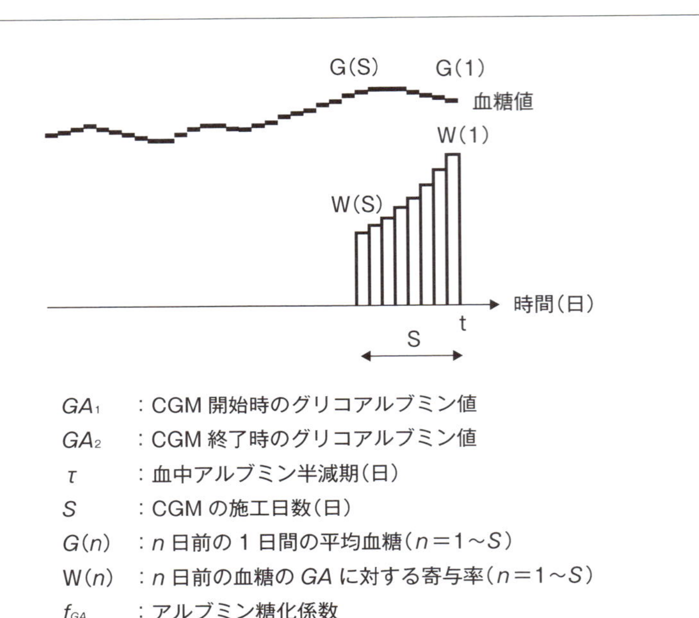

GA_1　：CGM 開始時のグリコアルブミン値

GA_2　：CGM 終了時のグリコアルブミン値

τ　：血中アルブミン半減期(日)

S　：CGM の施工日数(日)

$G(n)$　：n 日前の 1 日間の平均血糖($n=1\sim S$)

$W(n)$　：n 日前の血糖の GA に対する寄与率($n=1\sim S$)

f_{GA}　：アルブミン糖化係数

有効平均血糖(effective Average Glucose, *eAG*)と予測グリコアルブミン値(estimated Glycated Albumin, *eGA*)を

$$eGA=\frac{W(1)G(1)+W(2)G(2)+\cdots+W(S)G(S)}{W(1)+W(2)+\cdots+W(S)}$$

$$eGA=\frac{GA_2-\gamma^{S}GA_1}{1-\gamma^{S}}$$

$$W(n)=\gamma^{n-1}$$

$$\gamma=(1/2)^{1/\tau}$$

とすると、*eAG* と *GA* の関係は

$$GH=f_{GA}\times eAG$$

となる。

図 14　CGM を施行した場合の GA に対する糖化係数の計算法

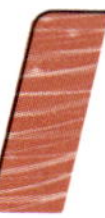

実際の症例におけるヘモグロビン糖化係数、アルブミン糖化係数の定量

以上のようにCGMを用いて血糖を詳細に測定し、CGMの前後にグリコアルブミンを測定すると、アルブミン糖化係数をきちんと定量することができます。Rが分かっている場合は、この結果を用いてヘモグロビン糖化係数も定量することができます。両者の糖化係数が定量できれば、HbA1cあるいはGAの個人差を補正し、両指標の値から血糖コントロール状態を正確に判定することができます。このように理論的解析に成功しましたので、私たちは、HbA1cとグリコアルブミンに大きな乖離を示す症例を対象に臨床研究を開始しています。以下に症例を提示し、本研究の有用性をお示ししたいと思います。

【症例】

67歳の2型糖尿病の男性。本症例はインスリン強化療法を行っており、毎日、食直前と眠前にSMBGを行っている。本症例のHbA1cは7.9±0.3%でやや高値が続いているが、同時に測定したグリコアルブミンは17.8±0.9%であった。このグリコアルブミンから換算したGA-HbA1cは6.45±0.2%であり、実測のHbA1cと大きく乖離していた。SMBGによる食直前血糖は134±34mg/dLであった。

この症例のHbA1cとグリコアルブミンの経過図と対比図を**図15**に示します。両者は大きく乖離していますが、SMBGの結果からはグリコアルブミンが正しく、HbA1cは異常高値なのではないかと疑っていました。やっとCGMが可能になりましたので、さっそく2週間のCGMを行いました。**図16**に本症例の14日間のCGMの結果、CGM前後のHbA1cとグリコアルブミン、SMBGの結果を示します。SMBGは毎食直前と眠前に行っています。

本症例のCGMのデータをよく見ると、血糖のパターンは食直前が低く、食後に上昇するという単純なパターンにはなっていないことが分かります。SMBGの結果を見ると、SMBGが食直前であるにもかかわらず、その時点の血糖が低値になるとは限らず、血糖上昇のピークになっている所もあ

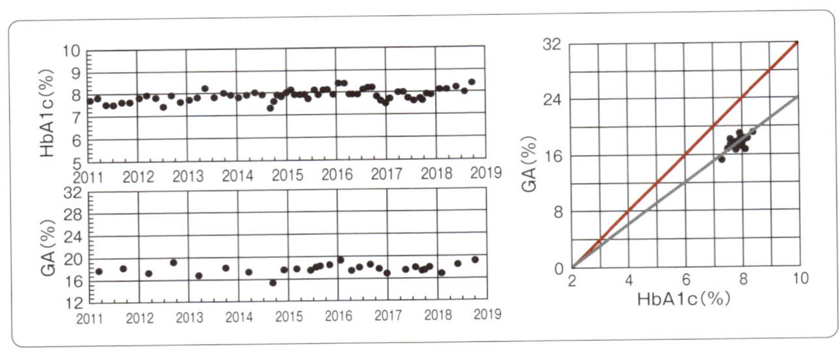

図15 症例のHbA1cとGAの経過図と対比図

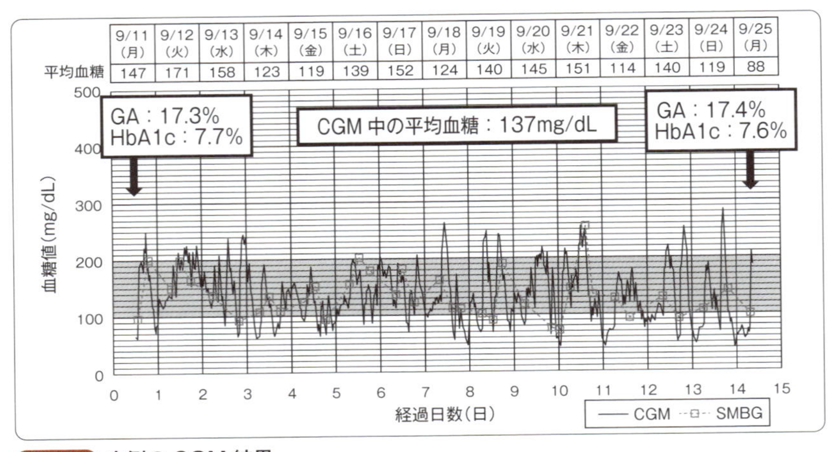

図16 症例のCGM結果

ります。また、早朝に50～70mg/dLまで血糖が低下したにもかかわらず、朝の血糖測定時には血糖が100mg/dL以上に上昇しています。本症例はCGM中の低血糖を訴えておらず、夜間低血糖に気づいていないことが分かります。この結果を見ると、SMBGでは十分に血糖変動を把握できず、CGMが必要であることがよく分かります。CGM中の平均血糖は137mg/dLで、血糖コントロールはかなり良好でした。

本症例はCGM中に血糖コントロールがほとんど変化していませんので、平均血糖137mg/dLを用いて標準的なHbA1cとグリコアルブミンを簡易式で計算すると、それぞれ6.6%、18.3%になります。CGM終了時の実測HbA1cは7.6%、グリコアルブミンは17.4%ですから、実測のHbA1cは1%ポイントの高値、グリコアルブミンは1%ポイントの低値になっているようです。

もっと正確な値を得るため、上記の理論式できちんと計算すると、

$$eGA = 17.2\%$$

$$eAG = 135.5 mg/dL$$

$$f_{GA} = 17.2 \div 135.5 = 0.127$$

となりました。この症例のRはHbA1c・グリコアルブミン対比図の結果から

$$R = 3.12$$

となっていましたので、この結果を用いると、

$$f_{GH} = f_{GA} \div R = 0.041$$

となります。f_{GH}、f_{GA}が定量できましたので、この結果を用いて、平均血糖、HbA1c、グリコアルブミンの関係を計算すると、**表2**のようになります。この表を見ると、本症例は標準的患者に比べHbA1cが約1%ポイント高値、グリコアルブミンが約1%ポイント低値であることが分かります。

表2 症例のHbA1cとGAの解析結果

平均血糖(mg/dL)	標準的な患者		対象とした症例	
	GA(%)	HbA1c(%)	GA(%)	HbA1c(%)
90	12.0	5.0	11.4	5.7
120	16.0	6.0	15.2	6.9
150	20.0	7.0	19.1	8.2
180	24.0	8.0	22.9	9.4
210	28.0	9.0	27.7	10.6
240	32.0	10.0	30.5	11.8

HbA1c 1%ポイントがグリコアルブミン4%ポイントに相当することを考えると、検査前の予想通り、本症例ではグリコアルブミンがより正確に血糖コントロールを示していることが分かりました。

まとめ

本節では、CGMを用いてHbA1cとグリコアルブミンの個人差を定量する方法について、その数学的原理と解析例について説明しました。通常の血糖コントロールが大きく変動していない症例では、CGMを行って平均血糖を計算すれば、簡易式で簡単に糖化係数を計算することができます。血糖コントロールが大きく変動する症例では、簡易式では誤差が大きくなりますので、上記の精密な式を用いる必要があります。精密式を用いた計算は大変ですが、特別なソフトがなくてもEXCELを用いれば十分計算できます。

方法論的にはこのような方法でHbA1cおよびグリコアルブミンの個人差を定量することができますが、現実にはいくつかの問題が残っています。その第1は、現在のCGM機器の血糖測定精度がまだ十分でないことです。このため、現在のCGM機器を用いて定量した糖化係数の値は、まだ精度的には十分であるとは言えないのが現実です。血液検査を併用して CGM 機器のずれを補正すれば精度を上げることができますが、より精度の高い CGM 機器の開発が望まれます。

第 2 の問題は、このような技術を臨床で用いる方法を確立することです。糖化係数の定量結果を臨床で用いる方法にはいくつかの方法が考えられます。1 つは各症例の HbA1c あるいはグリコアルブミンを平均血糖に換算して用いる方法です。他の 1 つは両者を標準的な患者の値に補正して用いる方法です。また、データはそのままで、患者ごとに個別にコントロール目標を設定するという方法も考えられます。原理的にはどの方法も意味は同じですが、どの方法が臨床的に便利かは使いながら決めることになります。

第 3 の問題は、high glycator や low glycator が存在すること、および、今回のような方法で個人差を補正できること、という二つの事実を広く普及させることです。現状では、high glycator のため HbA1c を高めにコントロールしている患者が他科を受診した際に、HbA1c をもっと下げるよう厳しく指導されてくることがよくあります。現在は HbA1c が gold standard とされていますが、HbA1c にこのような問題が存在するという事実を普及させることこそ最も重要なテーマかもしれません。

HbA1c の個人差が及ぼす糖尿病の診断への影響

ここまで、HbA1c は単純に血糖値に比例するわけではなく、HbA1c 値には大きな個人差があることを解説してきました。この HbA1c の個人差を考えると、糖尿病の診断にも大きな影響があることになります。糖尿病は基本的に HbA1c と血糖値によって診断されますが、HbA1c の個人差の大きさを考えると、単純に HbA1c と血糖値を用いて糖尿病を診断すると、多数の偽陽性や偽陰性を発生させる可能性があります。今回は、HbA1c の個人差が糖尿病の診断にどのような影響を及ぼすかについて考えてみたいと思います。

糖尿病の診断基準を簡単に表すと？

わが国の糖尿病の診断基準は、HbA1c と血糖を組み合わせて診断することになっています。日本糖尿病学会による糖尿病治療ガイドにはかなり複雑な手順が記載されていますが、簡単にまとめると表 3 のようになります。

糖尿病の診断は、原則として A の HbA1c の基準と B の血糖値の基準の双方を満たすことが必要です。HbA1c を測定せず、別の日に B の基準を再び満たせば糖尿病と診断することができますが、特別な場合でない限り、血糖値のみで糖尿病を診断することは適切ではありません。糖尿病の診断は単に糖尿病の有無を評価するだけでは不十分であり、重症度を判断するために HbA1c の測定が必須だからです。糖尿病の治療開始後は、HbA1c を用いて治療効果の判定を行うわけですから、治療前に HbA1c

を測定しないという選択はあり得ないと考えられます。現実的には、糖尿病の診断における最も重要な検査はHbA1cであり、血糖値はHbA1c高値の原因が高血糖によることを確認するための補助的な手段であると考えられます。

問題となるのは、合併疾患や個人差により、HbA1cが単純に平均血糖に比例するわけではないことです。HbA1cの個人差は、HbA1cが6〜7%程度においては最大で±0.7〜0.9%ポイントとなります。この個人差の大きさを考慮すると、HbA1cを中心に糖尿病を診断すると多数の偽陽性や偽陰性を発生することになります。

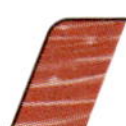

糖尿病の診断基準はどのようにして決められたか？

ここで改めて、糖尿病の診断基準がどのように発展してきたかを振り返ってみましょう。糖尿病は19世紀までは尿中への糖排泄を主徴とする消耗性疾患と考えられていました。しかし、20世紀に入り、血糖測定が可能になると、糖尿病は尿糖排泄を主徴とする疾患ではなく、糖質の代謝能

表3 糖尿病の診断基準

糖尿病型の判定：
A：HbA1c≧6.5%
B：血糖値の基準
① 空腹時血糖≧126mg/dL
② 糖負荷試験2時間値≧200mg/dL
③ 随時血糖≧200mg/dL
糖尿病の診断：
AおよびBの1項目で糖尿病と診断
Bの2項目で糖尿病と診断（別の日に検査）

力の低下がその本質であることが分かってきました。糖質の代謝能力を調べるためには経口的にブドウ糖を負荷する糖負荷試験を行うのが最善ですので、次第に糖負荷試験が糖尿病を診断する中心的検査になりました。これを受けて、糖負荷試験に対する判定基準の統一が求められ、1965年にWHOが糖負荷試験の判定基準を発表しました。これが初めての糖尿病の国際的診断基準です(表4)。

この基準は、多数の正常者に糖負荷試験を行い、その結果から平均値(M)と標準偏差(σ)を求め、M+σ未満を正常、M+2σ以上を糖尿病と判定するものでした。ブドウ糖負荷量は50gでも100gでもどちらでもよいとされ、判定基準も負荷量によらず同じとされました。わが国でも、WHOの勧告を受けて1970年に糖尿病の診断基準が策定されましたが、基本的な考え方は同じでした。

最初の糖尿病の診断基準はこのようにして決定されましたが、ちょうどこの頃、アメリカ原住民のピマ族に糖尿病が多発していることが報告され、血糖と合併症の関係が精力的に調査されました。その結果、空腹時血糖が140mg/dLを超えるか、糖負荷2時間値が200mg/dLを超えると糖尿病合併症が急激に増加することが分かりました。ピマ族におけるこのような調査結果は糖尿病の診断基準に大きな影響を与え、1980年にこの結果を反映させた新しい診断基準が発表されました(表5)。

表4 1965年のWHOによる糖負荷試験の判定基準
(50gまたは100gブドウ糖負荷試験を施行し、その2時間値を次のように判定する)

	正常域	境界域	糖尿病域
静脈血糖値(mg/dL)	<110	111～129	≧130

(WHO基準には毛細管血の値も記載されているが省略)

この基準は現在の基準と基本的には同じですが、空腹時血糖の基準は140mg/dL以上と高めに設定されました。空腹時血糖の基準を高めに設定した理由は、この基準を引き下げると糖負荷2時間値が高値でない者が糖尿病と診断されてしまうことが問題となったためです。この頃は、糖負荷試験が糖尿病を診断する最善の方法と考えられていましたので、空腹時血糖による診断結果が糖負荷試験の結果と一致しないことは空腹時血糖による診断の欠点と考えられていました。

やがて時と共に糖尿病患者が世界的に激増し、糖負荷試験を行うことが大きな負担となってきました。一方で、初診時から高血糖を示し、糖負荷試験が不要な症例も多発してきました。このため、糖負荷試験を行わずに糖尿病の診断をしたいという要望が高まりました。

このような要望に応じ、1997年に米国糖尿病学会(ADA)から新しい診断基準が発表されました(表6)。この診断基準では、空腹時血糖の基準が従来の140mg/dL以上から126mg/dL以上に引き下げられました。空腹時血糖の基準を126mg/dLにしたのは、多数例の糖負荷試験のデータを解析した結果、糖負荷2時間値=200mg/dLの症例における空腹時

表5 1980年のWHOによる糖尿病の診断基準

(1) 糖尿病症状がある場合は、随時血糖≧200mg/dLまたは空腹時血糖≧140mg/dLであれば糖尿病と診断する。
(2) 糖尿病症状があるが上記基準を満たさない場合は75gブドウ糖負荷試験を行い、2時間値≧200mg/dLであれば糖尿病と診断する。
(3) 糖尿病症状のない場合は2点の血糖が基準を満たせば糖尿病と診断する(2点目は糖負荷1時間値≧200mg/dLまたは2回目の糖負荷2時間値または空腹時血糖とする)。

血糖の平均が126mg/dLになったからです。この時、HbA1cを診断基準に採用すべきであるという意見もありましたが、HbA1cの標準化が行われていないという理由で、米国の診断基準には採用されませんでした。WHOも翌年米国と同じ基準を採用しました。

日本でもこの少し前から糖尿病の診断基準の見直しが進められていましたが、米国とWHOの発表を受け、1982年に新しい診断基準が決定されました。日本の診断基準の特徴は、世界に先駆けてHbA1cを診断基準に採用したことです。しかし、この時は、HbA1cを全面的に採用することには合意が得られず、HbA1cによる診断の特異度を重視し、HbA1c(JDS)≧6.5%(NGSP値で6.9%に相当)というやや高めの値を糖尿病の診断基準として採用しました。

その後、HbA1cの国際的標準化が達成され、2010年から米国、WHO、日本と、順次、HbA1c(NGSP)≧6.5%が診断基準に採用され、現在に

表6 1997年のADAによる糖尿病の診断基準

次のいずれかを満たせば糖尿病と診断する。
(1) 糖尿病症状がある場合は、随時血糖≧200mg/dL
(2) 空腹時血糖≧126mg/dL
(3) 75gブドウ糖負荷2時間値≧200mg/dL

表7 現在のWHOによる糖尿病の診断基準(ADAも同じ)

次のいずれかを満たせば糖尿病と診断する。
(1) 空腹時血糖≧126mg/dL
(2) 75gブドウ糖負荷2時間値≧200mg/dL
(3) HbA1c≧6.5%
(4) 糖尿病症状がある場合は、随時血糖≧200mg/dL

至っています。米国やWHOの基準は日本の基準と数値は同じですが、(1)〜(4)のどれか1項目を満たせば直ちに糖尿病と診断できるよう簡素化されていることがその特徴です。

糖尿病の診断基準にHbA1cを採用することの臨床的意義は、単に診断に便利であるからだけではありません。最初の診断基準は、糖代謝能力に関する正常域を決定し、正常値から外れたものを糖尿病とするものでした。しかし、ピマ族の研究の結果、糖尿病の最大の問題は合併症を発症することであり、この合併症を発症しやすい最低のレベル以上を糖尿病と診断することになりました。現在の糖尿病学では合併症の発症を予測する最善の指標はHbA1cですから、HbA1cを診断基準に採用するのが最も合理的と言えます。糖尿病の診断基準は、糖質代謝能力の低下という生理学的基準から始まりましたが、現在では慢性高血糖という臨床的基準に切り変えられたと言うことができます。

HbA1cの個人差は糖尿病の診断精度にどのような影響を及ぼすか？

このようにして糖尿病の診断基準にHbA1cが採用されましたが、この診断基準が決定された頃はHbA1cが平均血糖を正確に反映すると考えられており、HbA1cに大きな個人差があることは認識されていませんでした。

しかし、これまでに述べてきたように、HbA1cには大きな個人差があります。従って、単純にHbA1cを用いて糖尿病の診断を行うと多数の偽陽性や偽陰性を発生させることになります。

そこで、HbA1c≧6.5%という診断基準の正確性について考えてみましょう。実際のHbA1cの測定値は正しく血糖を反映しているわけではありませんので、ここではtrueHbA1cという仮想的なHbA1cを考え、trueHbA1cが正確に平均血糖に比例すると仮定します。実測のHbA1cはこのtrueHbA1cに個人差を含んだものになります。これまでの解析でHbA1cには変動係数(CV)でおよそ8.5%の個人差があることが判明していますので、trueHbA1cのCVも8.5%であると仮定します。ただし、NGSP値は2%のゲタを履いていますので、2%のゲタを除いた部分が血糖比例部であり、この血糖比例部が個人差を示すことになります。このように考えてtrueHbA1c=5.5%〜7.5%の領域で実測HbA1cが6.5%未満または6.5%以上になる割合を計算すると図17のようになります。この図を見ると、trueHbA1cが6.0〜7.0%の症例では、偽陽性(trueHbA1c<6.5%であるが実測HbA1c≧6.5%)あるいは偽陰性(trueHbA1c≧6.5%であるが実測HbA1c<6.5%)がかなり多いことが分かります。

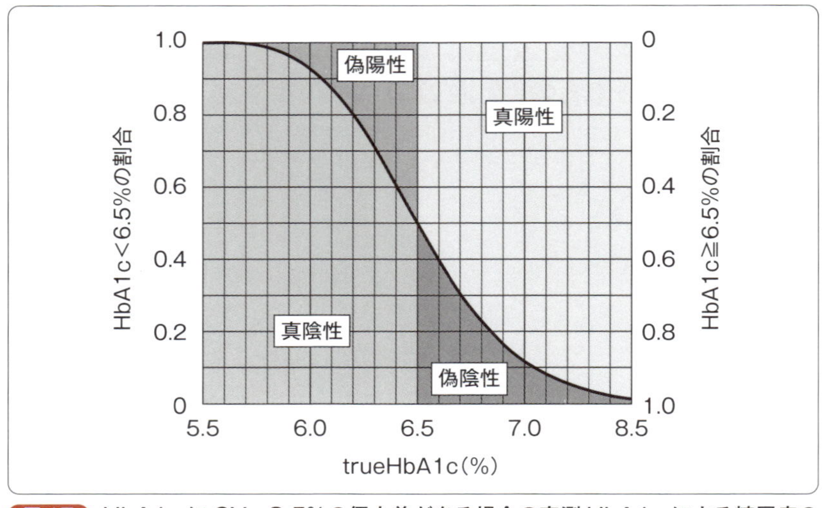

図17 HbA1cにCV=8.5%の個人差がある場合の実測HbA1cによる糖尿病の診断精度

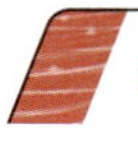

有病率によって診断の精度が変わる？

このような現象が起こるのは、もちろん HbA1c に大きな個人差があるからです。この問題は統計学的には事前確率と事後確率の問題に帰着されます。事前確率や事後確率と言うと難しいと感じる方が多いかも知れませんが、一般に一つの検査を用いて疾患の有無を診断する場合、感度、特異度、事前確率、事後確率という 4 つの指数によって検査の有用性を判定します。感度と特異度は検査そのものの精度を表す指数で、感度は有病者を陽性と判定する確率のことであり、特異度は非有病者を陰性と判定する確率のことです。一方、事前確率と事後確率は臨床的な診断精度を表す指数で、事前確率というのは全被験者における有病率のことであり、事後確率というのは検査陽性者における有病率のことです。HbA1c による診断で問題になるのは境界域の被験者ですので、このような対象を用いて診断の精度を考えてみましょう。

まず、糖尿病の少ない集団における検診を考えます。この集団の大きさを 100 人とし有病率（＝事前確率）を 10%とすると、糖尿病者（trueHbA1c ≧6.5%）は 10 人、非糖尿病者（trueHbA1c＜6.5%）が 90 人となります。この集団の糖尿病検診を HbA1c で行います。HbA1c の個人差により非糖尿病者（trueHbA1c＜6.0%）の実測 HbA1c が 6.5%以上になる割合、および、糖尿病者（trueHbA1c≧6.5%）の実測 HbA1c が 6.5%未満となる割合を共に 20%と仮定します。これは、感度＝80%、特異度＝80%であることを意味します。

この集団の検診結果は**図 18** のようになります。実測 HbA1c が 6.5%以上となるのは 26 人ですが、そのうち真の糖尿病者は 8 人のみで、真陽性率は 30%であり 70%は偽陽性になります。一方、実測 HbA1c が

6.5%未満となる者は74人となり、そのうち偽陰性者は2人(3%)のみで、97%は真陰性者となります。従って、この集団では、陽性者の正診率は低いが、陰性者の正診率は非常に高いと言えます。

次に、肥満者のような糖尿病の多い集団を考えます(図19)。この集団では有病率が50%であったと仮定します。感度、特異度は同じ80%とします。この集団の100人に対しHbA1cで糖尿病検診を行うと、検診

HbA1c測定結果	trueHbA1c(%) <6.5	trueHbA1c(%) ≧6.5	合計
≧6.5	偽陽性 18人	真陽性 8人	26人
<6.5	真陰性 72人	偽陰性 2人	74人
合計	90人	10人	

図18 糖尿病の少ない集団におけるHbA1cによる糖尿病の診断：感度=80%、特異度=80%と仮定した場合

HbA1c測定結果	trueHbA1c(%) <6.5	trueHbA1c(%) ≧6.5	合計
≧6.5	偽陽性 10人	真陽性 40人	50人
<6.5	真陰性 40人	偽陰性 10人	50人
合計	50人	50人	

図19 糖尿病の多い集団におけるHbA1cによる糖尿病の診断：感度=80%、特異度=80%と仮定した場合

結果は図 19 のようになります。この集団では実測 HbA1c が 6.5%以上になる者は 50 人ですが、そのうち真の糖尿病者は 40 人になり、真陽性率は 80%、偽陽性率は 20%になります。HbA1c が 6.5%未満になる者も 50 人になり、こちらも真陰性率は 80%、偽陰性率は 20%になります。この集団では、陽性者も陰性者も正診率はかなり高値ですが、誤診率も 20%ずつになります。前の集団の検診結果と比較すると、検査の感度・特異度が同じであっても有病率によって診断の精度が大きく変化することが分かります。

糖尿病の診断をより確実にするには どうすればよいか？

一般に、一つの検査を用いて疾患の有無を診断すると、対象群の事前確率によって正診率や偽陽性率、偽陰性率などが大きな影響を受けます。HbA1c を用いて糖尿病を診断する場合も同じで、事前確率の高い集団ほど診断の精度が高まります。事前確率の低い集団を対象とする場合は、HbA1c のみで糖尿病を診断すると陽性者の多数が偽陽性になってしまいます。従って、診断の精度を上げるためには事前確率を高めることが有用です。

では、どのようにすれば事前確率を上げることができるのでしょうか。事前確率を上げる第一の方法は対象者の臨床的特徴の採用です。肥満者や糖尿病の家族歴のある者、高齢者等では糖尿病者の割合が多いので事前確率が高くなります。これは、日々の診療で行われているとおりで、臨床所見から糖尿病が疑われるものを対象に HbA1c を測定すると診断の精度が向上します。

第2の方法はやはり血糖測定です。空腹時血糖や随時血糖が高値の者では糖尿病者の割合が多く、これらが低い者では糖尿病者が少ないと推測されます。米国やWHOの基準では血糖あるいはHbA1cのどれか一項目が基準を超えれば糖尿病と診断するため、偽陽性を多発する可能性がありますが、日本の基準ではHbA1cと血糖の両方を確認するため、偽陽性者が少なくなります。日本の診断基準にHbA1cが導入された頃はHbA1cの個人差は問題になっていませんでしたので、この問題を考慮して診断基準が策定されたわけではありませんでした。しかし、HbA1cに大きな個人差があることが分かってみると、HbA1cと血糖の両方を考慮する日本の診断基準は国際基準よりも優れた基準になっていました。ただし、現在の診断基準でもHbA1cの個人差が十分に考慮されているわけではありませんので、経過観察や治療状態の判定を行う際には、常にHbA1cの個人差を考慮することが必要になります。

このような境界域の診断を確実にする第3の方法はグリコアルブミンを測定することです。糖尿病の治療においては、HbA1cが異常値を示す場合はグリコアルブミンを代替マーカーとすることが勧められています。グリコアルブミンは現在の糖尿病の診断基準には採用されていませんが、HbA1cと同程度の正確さで慢性高血糖を診断することができます。グリコアルブミンを用いる場合は、グリコアルブミン≧18%(換算HbA1c≧6.5%)が糖尿病の診断基準になります。グリコアルブミンを測定すると、HbA1cだけでは得られない情報を得ることができますので、糖尿病の診断時にはぜひ、HbA1c、グリコアルブミン、血糖の3つを測っていただきたいと思います。

4章

高齢者の糖尿病の考え方

4章 高齢者の糖尿病の考え方

高齢者糖尿病、忘れてはいけない栄養のこと

本章では高齢者糖尿病の血糖コントロールについて考えていきます。通常、65歳以上が高齢者とされますが、非常に幅広い年齢層が含まれています。また、高齢になっても元気で運動にいそしんでいる患者もいれば、若年時から糖尿病に罹患し、多数の合併症に悩んでいる患者もいます。従って、個人差の大きいのが高齢者糖尿病の特徴と言えます。今回は、症例を参考にしながら高齢者糖尿病の血糖コントロールについて考えたいと思います。

高齢者糖尿病の血糖管理に関しては、日本糖尿病学会と日本老年医学会の合同委員会より「高齢者糖尿病治療ガイドライン」が公開されています。このガイドラインのHbA1cの管理目標の特徴は、低血糖を起こしやすい薬剤を使用しているかどうかと、患者が認知症やADL低下を有するかどうかという2つの要因によって、細かくコントロール目標を決めていることです。低血糖を予防するため、低血糖を起こしやすい薬剤を使用している場合は目標HbA1cに下限を設定しています。これにより高齢者糖尿病の治療方針が大変分かりやすくなりましたが、高齢者は個人差が大きいので、ガイドライン通りにいかない症例が多いのが課題です。

低栄養の高齢者糖尿病

最初に低栄養の高齢糖尿病患者の一例を示します。症例1は80歳代の2型糖尿病の男性です。48歳で糖尿病を発症しましたが、食事療法のみでコントロールできていました。しかし、徐々にコントロールが悪化し、

60歳時に初めて教育入院を行いました。その結果、経口血糖降下薬を開始することによりHbA1cは6～7%に維持できるようになりました。ところが、妻の死亡により75歳から一人暮らしとなり、徐々に血糖コントロールが悪化してきました。80歳ごろから軽度の認知症を発症し、服薬を忘れたり、通院日を間違えたりすることが増えましたが、一人暮らしができないほどではありませんでした。

ところが、82歳時に自宅で意識を失って倒れているのを発見され、病院に救急搬送されました。同院の診断では、高血糖＋脱水症＋意識障害の状態で、アシドーシスはなく、脳梗塞、心疾患などは否定されました。高血糖性高浸透圧性昏睡と考えられ、輸液とインスリン投与にて改善し、2週後に当院へ転院となりました。転院時の状態は、高度の認知機能低下、高度るいそう（身長156cm、体重45kgで1カ月前の体重より10kg減少）、低栄養、寝たきりに近い状態で、仙骨部に3cm×8cmの褥瘡ができていました。食事は介助下で1300kcalのペースト食の3～5割ほどをなんとか摂取できる状態でした。

紹介状には、高度の認知症のため予後を考えると、空腹時血糖200mg/dL前後を目標とし、低血糖を避けるためインスリンやSU薬は使わない方がよいとのアドバイスが記載されていました。患者家族は、「回復の見込みはない」という説明を受け、「緩和ケア」に同意されていました。患者の精神的および身体的状態は確かに紹介状の通りで、高度の認知機能低下、低栄養状態で、1日当たりに摂取できるエネルギー量は食事と末梢からの輸液で合計600kcalのみでした。血糖降下薬としてDPP-4阻害薬が処方されていましたが、空腹時血糖は180～220mg/dLで、HbA1cは8.0%でした。確かに、認知機能、栄養状態を考えると、極めて予後の悪い患者ということになります。

少し経過を見た後、改めて家族に対し病状の説明を行い、問題点の説明と今後の治療方針について相談しました。第1の問題点は、患者の意識障害を回復不能の認知症のためとするには時期尚早であることです。高齢者に限りませんが、このような急性の代謝障害に伴う意識障害が1カ月以上も遷延した後に著明に回復する例は少なくありません。さらに、十分なインスリンを投与し、栄養状態が改善すれば、意識状態も改善する可能性があります。第2の問題点は現状の治療法では摂取エネルギーが大きく不足しているため、必ず病状が悪化し、予後不良となることです。褥瘡もできていますので、病状を改善するためには十分なエネルギーを投与し、積極的なインスリン治療を行うことが必要になります。第3の問題点は、積極的な治療を行っても、部分的にしか改善せず、認知症かつ寝たきりになる可能性もあることです。

このような説明を行った結果、家族の同意を得て、中心静脈からの高カロリー輸液を開始しました。抜針などのリスクを回避するため、中心静脈ポートの造設を行い、1週間かけて投与エネルギーの増量とインスリン量の調整を行いました。その後は、経口摂取と共に1000kcal/日の高カロリー輸液を行い、1日当たり約20単位のインスリン投与を継続しました。高カロリー輸液の効果は目覚ましく、栄養状態は日に日に改善し、意識状態も徐々に改善してきました。やがて、1500kcal/日の糖尿病食を自力で全量摂取できるようになり、3カ月で褥瘡が治癒し、高カロリー輸液も終了しました。高カロリー輸液終了後にはインスリンが不要となり、SU薬とDPP-4阻害薬でコントロール可能となりました。リハビリテーションにて身体能力の回復を目指しましたが自力歩行は困難で、車椅子移動しかできませんでした。6カ月後に長男宅に退院され、その後は、DPP-4阻害薬のみでHbA1cは6.5～7.5%に安定しています。認知機能は退院後も徐々に改善し、簡単な日常会話であればできるようになりました。

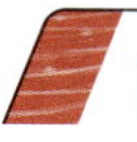

高齢者糖尿病の管理は栄養管理が大切

今回の症例１は、糖尿病専門医であれば誰でも経験する症例だと思います。本症例は食事摂取が不十分であるにもかかわらず、かなりの高血糖が許容されていました。その理由は認知症で回復不能と診断されていたからです。この患者の認知機能障害が回復する可能性があるかどうかは非常に重要なポイントであろうと思いますが、エネルギー不足にもかかわらず高血糖であるということは、やっと摂取した少ないエネルギーも十分利用できていないことを意味します。高齢者糖尿病治療ガイドによれば、高度の認知症を有する場合の管理目標はインスリンやSU薬を使わない場合は8.0%未満、これらを使った場合は8.5%未満とされていますので、この症例の治療状態は特別に管理不良であるとは言えないように思えます。しかし、このような診断には少し疑問があります。

ガイドラインができると得てして数値のみが独り歩きしがちですが、糖尿病の管理は血糖を管理することではなく、インスリン作用の不足による代謝異常を是正し、適切な栄養状態を実現することだと考えられます。糖尿病で最も重要な症候は高血糖ですが、インスリン作用が不足すると、糖質だけでなく蛋白質や脂質などすべての栄養素の代謝に異常を引き起こします。インスリン作用の不足を是正し、血糖をきちんと管理すれば、基本的に蛋白質や脂質の代謝も正常化されます。このような意味で、血糖管理を最も重要視するわけです。

栄養摂取が不足している場合は、血糖管理だけを行っても、栄養管理ができないことは自明のことと考えられます。今回のような症例では、まず十分なエネルギーを摂取させることが最も重要な目標になります。その結果、血糖が上昇するのであれば、経口薬やインスリンを用いて細かな血糖管理をすることが必要になります。今回のような症例だけでなく、高齢者に過剰な食事制限を指導すると、しばしば低栄養が進行し、筋力低下や栄養障害を起こす危険性があります。高齢者の場合は、十分なエネルギーを摂取させることが治療の優先事項になると考えられます。

続・高齢者糖尿病、忘れてはいけない栄養のこと

ここからは逆に過栄養の場合について考えていきたいと思います。

前回の症例と正反対の症例が、食事制限のできない過栄養の患者です。症例２はその典型的な患者で、80歳代の２型糖尿病の男性です。本症例は口渇、多尿、体重減少、全身倦怠を訴えて来院されました。身長165cmに対し、体重は６カ月で65kgから55kgまで10kgも減少したと言います。血液検査で、随時血糖717mg/dL、HbA1c12.7%、尿ケトン体（＋）と判明したため直ちに入院となり、インスリン治療を開始しました。入院後の検査で２型糖尿病と確定し、基礎インスリンとDPP-4阻害薬の併用で血糖は著明に改善しました。本症例は３カ月後にはHbA1cが6.5%まで低下し、経過はとても良好でした。

ところが、血糖改善と共に食事に対する抑制心がなくなり、甘いものが食べたくて仕方がないと訴え始め、間食が止められなくなってしまいました。治療開始後、体重は毎月1kgほど増加し、筋力も次第に回復しました。体重は１年後に発症前の65kgまで回復しましたが、その後も増加が止まらず、70kgまで上昇してしまいました。HbA1cも6.5%から徐々に上昇し、ついには11%まで上昇しました。受診のたびに間食を止めるよう指導しましたが、「甘いものが食べたくて仕方がない。先が短いのだから、おいしいものを食べて余命を楽しみたい」と言います。一方で、血糖自己測定の結果を見ると、しばしば空腹時血糖が100前後にまで低下しています。前日の高血糖に驚き、少し食事や間食を制限すると、翌日の血糖は著明に下がると言います。インスリンを増量すると、低血糖を発症

し、結局、元のまま経過観察を行わざるを得ませんでした。最近になり、やっと間食に対する欲望が低下し、体重は67kg、HbA1cは9%に低下してきました。

この患者の高血糖の原因は食事の過剰摂取と考えられますが、中でも糖質の過剰摂取が最大の原因と考えられます。高血糖に伴う糖毒性も関与していると考えられますが、基本的に過栄養により血糖が上昇し、過剰な糖質が尿糖として排泄されることでバランスしている状態と思われます。このような患者はよく見られると思いますが、皆、高血糖であっても糖尿病に特有な症状を呈するものは少なく、どの患者も元気な方が多いように思います。やむを得ずインスリンを増強すると、一時的に血糖は改善しますが、やがて体重が増加し、再び高血糖を呈することになります。また、薬剤が過剰になると、患者が少しでも食事を減量すると低血糖を起こすことになります。一度でも重い低血糖を起こすと、低血糖に対する恐怖心からますます食事制限ができなくなってしまいます。残念ながら、このような症例に対する実効性の高い解決法は見当たらないのが現実と思われます。

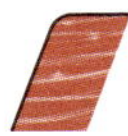

過栄養の評価

高血糖の患者が過栄養かどうかはどのようにして判定すればよいのでしょうか。栄養状態の過不足を厳密に判定するのは困難ですが、大ざっぱな推定はできます。

糖尿病患者の摂取エネルギーと代謝の流れを簡単に示すと、**図1**のようになります。食事で摂取したエネルギー量をE、生体が生命維持に利用するエネルギー量をM、尿糖に排泄するエネルギー量をU、脂肪組織に蓄積するエネルギーをFとすると、

$$E = M + F + U$$

という関係になります。この式は

$$E - U = M + F$$

と変換すると意味がはっきりします。すなわち、食事からEのエネルギーを摂取しますが、そのうちUのエネルギーは尿中へ排泄してしまいます。従って、実質的にはE−Uのエネルギーを摂取したことになります。生体はこのエネルギーを利用しますが、生命維持に必要なエネルギーはMなので、余った部分Fを脂肪組織に蓄積することになります。

正しい食事療法を行い、きちんと血糖コントロールを行えば、U=0、F=0となります。U>0、F>0で患者が元気で無症状であれば、U+Fの分だけ過剰なエネルギー摂取をしていると言うことができます。従って、FとUを推測することができれば、食事がどの程度、過剰になっているかを判定できます。

まず、Fの計算ですが、この分は体重増加から判定できます。通常、体重1kgは7000kcalに相当します。従って、1kgの体重増加は7000kcal

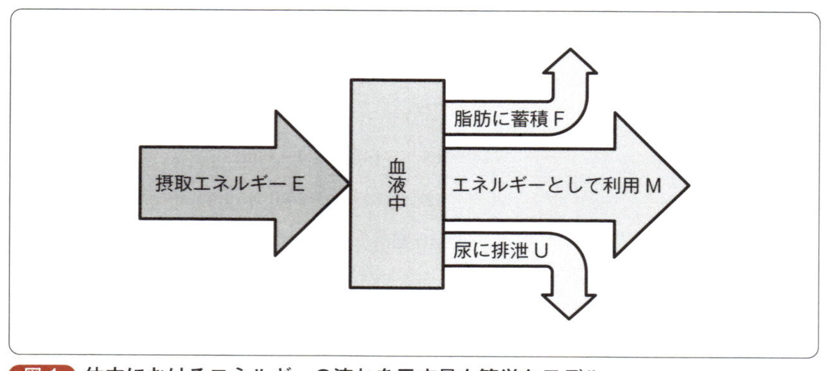

図1 体内におけるエネルギーの流れを示す最も簡単なモデル

の栄養過剰を意味します。症例２のように毎月 1kg の体重増加をきたす場合、1 日当たり約 230kcal のエネルギーを過剰摂取していることになります。

次に、U の計算ですが、これは尿糖量から計算できます。尿糖は血糖値が尿糖排泄閾値を超えた場合に排泄されます。従って、尿糖排泄閾値を 180mg/dL し、平均血糖を mg/dL、GFR（糸球体濾過率）を mL/分で表わすと、尿糖量は

尿糖排泄量（g/分）＝（平均血糖－180）×GFR÷100,000

となります。係数 100,000 は血糖の単位を mg/dL から g/mL に変換するための係数です（1g/mL＝100,000mg/dL）。血糖の日内変化を加味し、1 日当たりの尿糖排泄量を計算すると**図２**のようになります。尿糖排泄量は GFR にも比例しますので、GFR が低下するとそれに比例して尿糖

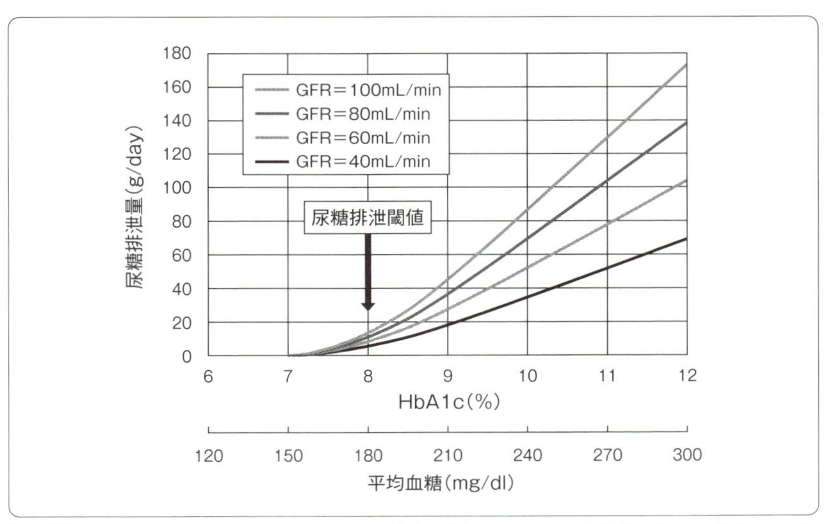

図２ HbA1c、平均血糖上昇時の尿糖排泄量（ただし、尿糖排泄閾値＝180mg/dL の場合）

排泄量も減少します。

症例２の eGFR（推定糸球体濾過率）は 50mL/min でしたので、HbA1c が 9％の時の尿糖はおよそ 20g/日ですが、HbA1c が 11％になると 60-70g/日になります。従って、HbA1c が 11％の時は１日当たり 240-280kcal のエネルギーが尿中に排泄されていたことになります。

このように考えると、症例２の場合は、毎月体重が増加し、HbA1c が 11％になった頃は、全体で 500kcal/日に近い栄養の過剰摂取があったと推測されます。現在は HbA1c が 9％で体重も変化していませんので、過剰摂取はおよそ 100kcal/日に改善していると考えられますが、日々の食事摂取が安定せず、十分な管理には至っていません。

栄養学的には、このような計算通りにはならないと思いますが、この計算法は栄養の過剰摂取を評価する有力な手段の１つになります。尿糖排泄閾値は高齢者や２型糖尿病では上昇することが知られていますので、病状によっては尿糖排泄閾値を適宜変更することが必要です。SGLT-2 阻害薬を用いる場合は、逆に尿糖排泄閾値が約３分の１に低下しますので、尿糖排泄閾値を 60mg/dL 程度に引き下げると尿糖排泄量を推測できます。

まとめ

前節と今節で低栄養と過栄養の高齢者糖尿病の症例を提示しました。糖尿病の治療と言うと、HbA1c のターゲットをいくらにするか、あるいは血糖管理のためにどのような薬剤を使うかという点ばかり強調されますが、糖尿病の治療において最も重要なのは食事療法です。2020 年に始まったコロナ禍のため外出抑制を強いられ、まじめに自宅に籠っている高齢者が非常に多くなりました。外出控えの結果、間食に手を出したり、運動不足に陥ったりして、血糖コントロールを悪化させる者が続出しました。このような患者を診ていると、改めて食事療法と運動療法の重要性を認識させられます。前節・今節は、高齢者糖尿病の栄養管理について述べましたが、皆さんの参考になれば幸いです。

患者別に血糖コントロール目標を設定する

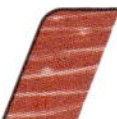

高齢糖尿病患者の目標 HbA1c を定めるポイント

糖尿病の治療において最も重要なのは血糖値をできる限り正常化することですが、血糖値を正常化しようと薬剤を用いて過剰に血糖を引き下げると、今度は低血糖を引き起こす危険性が大きくなります。従って、血糖値を正常値に向かって強力に引き下げればよいのではなく、低血糖を発症させない適切なレベルに留めておくという配慮が必要になります。

血糖コントロール目標は、一般の患者では HbA1c<7.0%が標準的目標になりますが、高齢者の場合は日本糖尿病学会と日本老年医学会の合同委員会による「高齢者糖尿病治療ガイド」で、ADL のレベルと使用する薬剤の種類によって、コントロール目標が細かく設定されています。このガイドで、高齢者に対する治療目標の設定が簡明になりました。しかし、後述するように高齢者の場合は個人差が大きいので、コントロール目標を個別に設定することが求められます。今節は、このコントロール目標を個別に決めるという問題について考えてみたいと思います。

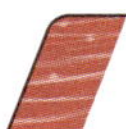

基本的なリスクの考え方

糖尿病のリスクには、慢性的な高血糖に伴う合併症と、低血糖による急性あるいは慢性の合併症という２つのリスクが存在すると考えることができます（図３）。この２つのリスクを合わせた総合リスクが最小となる HbA1c が理想的な血糖コントロール目標です。

血糖コントロールが精密に実行できるのであれば、この理想的 HbA1c を目標にすればよいわけです。ですが、実際には生理的な血糖変動や患者の病態の個人差などによりコントロール目標やコントロール状態が変化します。このような変化が大きいと予期せぬ低血糖を引き起こす可能性があります。高齢者では低血糖の方が圧倒的にリスクが大きいので、理想的 HbA1c よりやや高めの HbA1c を目標とする方が安全になります。

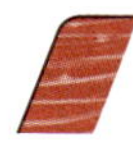

高血糖リスクの評価

高血糖リスクに関しては、基本的に高血糖になるほど合併症発症のリスクが大きくなり、そのリスクは HbA1c が 7%を超えると次第に増加し、HbA1c がさらに高くなると急速に大きくなります。高血糖リスクの HbA1c に対する変化は正確には分かりませんが、通常は、指数関数的に増加すると仮定することにより解析を行うことができます。高血糖リスクの大きさは糖尿病の病型や病態、薬剤などによって変化しますが、基本的には HbA1c の高さと高血糖の持続期間で決まると考えられます。

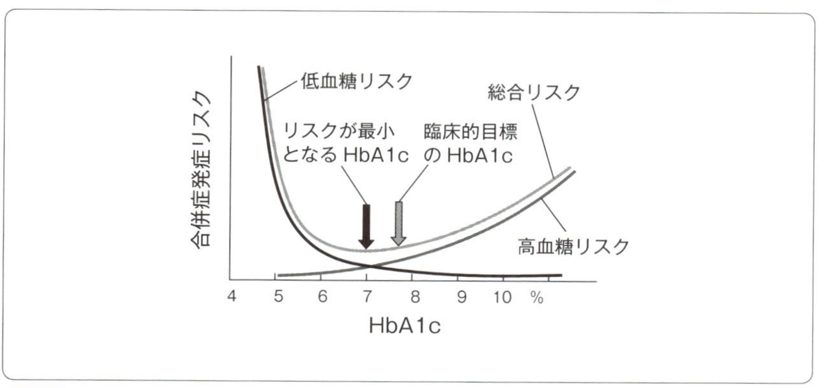

図3 糖尿病の治療における高血糖リスク、低血糖リスク、総合リスクと血糖コントロール目標の考え方

高齢者の場合は、高血糖リスクはHbA1cだけでなく余命に比例すると考えることができます。余命期間における合併症の全発症率を高血糖リスクとすると、

高血糖リスク＝1年あたり合併症発症率×平均余命

となります。従って、患者の余命が短くなると高血糖リスクも小さくなります(図4)。集団としての治療基準を決める場合は年齢ごとの平均余命を考えればよいことになりますが、個別の患者の治療基準を決める場合は、患者ごとの推定余命で考えることになります。このように考えると、高齢者の場合は余命が短くなるとともに高血糖リスクが小さくなり、総合リスクが最小となるHbA1cも加齢と共に高血糖側に移動すると考えられます。

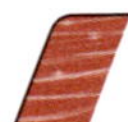

低血糖リスクの評価

低血糖リスクに関しては、低血糖を起こしやすい薬剤を用いる場合に重要な問題となりますが、そのような薬剤を用いない場合は原則として問題にはなりません。低血糖を起こしやすい薬剤を用いる場合、HbA1cが7

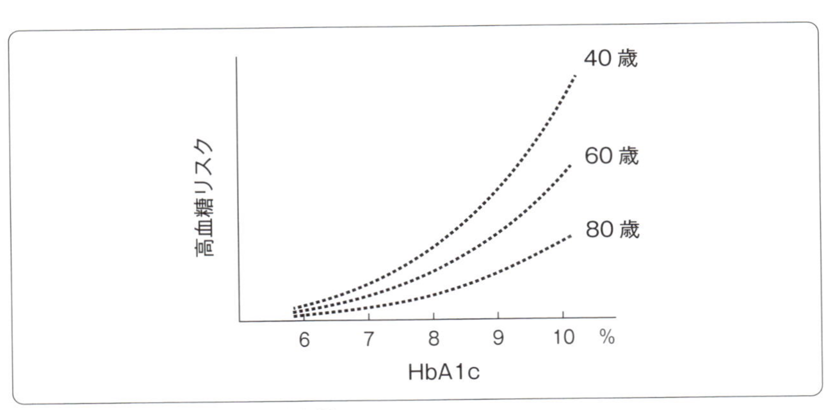

図4 高血糖リスクの年齢依存性

%以下になると低血糖を起こす危険性が大きくなり、6%以下になると低血糖リスクが極めて大きくなります。低血糖リスクとHbA1cの関係も具体的には明らかではありませんが、高血糖リスクの場合と同じように指数関数で近似すれば定量的な解析が可能になります。低血糖リスクの特徴はHbA1cが少し低下すると急速に大きくなることです。

低血糖リスクの大きさは、高血糖リスクとは異なり、加齢とともに大きくなると考えられます(図5)。高齢者ではインスリン拮抗ホルモンの分泌能の低下や低血糖に対する認知閾値の低下により低血糖に対する防御機能が低下しています。長年の糖尿病により神経障害を合併している症例も多く、このような症例では無自覚低血糖を発症するリスクが大きくなります。また、高齢者では臓器予備能が低下しているため低血糖により心筋梗塞や認知症などを発症する危険性が大きくなります。低血糖に伴うこのような臓器障害の発症率は、虚血性心疾患や脳血管障害、網膜症などを有する患者では特に大きくなります。このような低血糖リスクの大きい患者では、目標HbA1cを高めに設定することが必要になります。

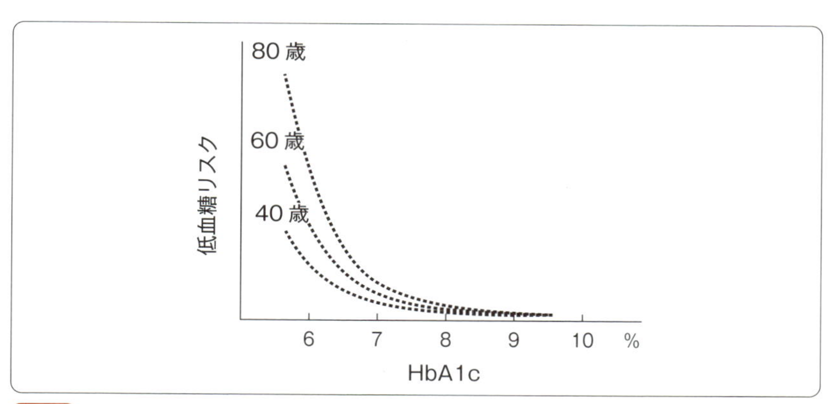

図5 低血糖リスクの年齢依存性

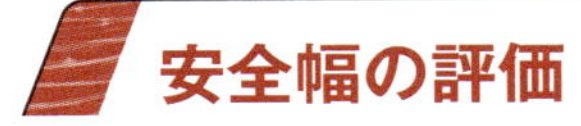

安全幅の評価

糖尿病の管理では、高血糖リスクと低血糖リスクの双方が問題になりますので、両者を合わせた総合リスクが最小になるHbA1cが理論的には理想的な目標HbA1cになります。しかし、予期せぬ低血糖の可能性を考えると、少し余裕を持たせ、目標HbA1cを理想的HbA1cより少し高目に設定するのが最善となります。このように目標HbA1cを高めにシフトさせたときのシフト幅をここでは安全幅と呼ぶことにします。一般的にリスクを考えるときは安全係数で考えることが多いですが、HbA1cの場合は係数より幅で考える方が分かりやすいので安全幅で考えることにします。安全幅をいくらにするかは難しい問題ですが、通常は0.5～1.0%だけ高値にすればよいのではないでしょうか。症例によっては生活習慣の乱れや体調の変化により予期せぬ低血糖を起こす場合もありますが、このような可能性のある患者では、より大きい安全幅を取ることが必要になります。

安全幅の取り方を決める際に考えるべき要因は、基本的に低血糖リスクに対する要因と同じだと考えられます。すなわち、低血糖を起こしやすい薬剤を使っていたり、心血管疾患を合併していたり、神経障害を有する患者などでは安全幅を大きく取ることが必要になります。

高齢者ではサポート体制の有無も重要な因子になります。最近の日本では、一人暮らしや身寄りのない高齢の糖尿病患者が急増しています。このような自己管理が困難な患者の血糖管理をどのようにするかは社会として今後の大きな課題ではありますが、一人ひとりの患者に相対するとき、目標HbA1cをどのようにするかはサポート体制に応じて決定することになります。十分なサポート体制をとれず、低血糖のリスクが大きい場合は、安全幅をより大きく取ることが必要になります

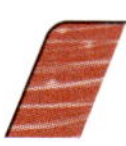

HbA1c の個人差

最後に考えるべき因子に HbA1c の個人差があります。本書で繰り返し述べてきましたが、HbA1c には CV(変動係数、Coefficient of Variation)で 8～9%の個人差があります。この個人差の大きさは HbA1c＝7%の所で計算すると、最大で±1%ポイントという大きな広がりを示します。すなわち、high glycator の場合であれば、実際の血糖は HbA1c 7%相当であるにも関わらず HbA1c が 8%を示す症例があることを意味します。一方、low glycator の場合は、血糖が HbA1c 7%相当であるにも関わらず HbA1c が 6%になる症例があることを意味します。

low glycator の場合は、血糖コントロールが不足であるにも関わらずコントロール良好と判定されることになりますが、余命の短い高齢者ではそれが大きな差を生むことはないように思います。しかし、high glycator の場合は、目標 HbA1c を例えば 7%未満に設定すると、血糖を強力に下げなければ目標を達成できないことになります。このような症例では時に低血糖を多発させることになります。

このように、実際の血糖と HbA1c の間には個人差により大きなずれを起こしている可能性があります。目標 HbA1c を設定する場合には、この HbA1c の個人差を考えることが必要です。HbA1c の個人差を定量する最善の方法は、CGM を行って各患者のヘモグロビン糖化係数を定量することです。CGM ができない場合は、グリコアルブミンを測定することにより問題解決の手掛かりを得ることができます。ただし、グリコアルブミンにも大きな個人差がありますので、グリコアルブミンを測定すれば全て解決できるわけではありません。

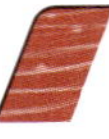

分かりやすい目標 HbA1c の決め方

患者ごとに血糖コントロール目標を設定するための方法は原理的には以上のようになると考えられます。このような検討ができれば、コントロール目標を個別に設定することが可能になりますが、実際には複雑で簡単ではありません。考えるべき因子は、年齢、臓器障害、血糖コントロールの安定性、サポート体制、HbA1c の個人差などの多岐に渡っていて、臨床の場でこれらの因子を定量的に考えるのは困難だからです。現実的には目の前の患者をよく知る主治医が判断して目標 HbA1c を設定することになります。

できる限り客観的に目標 HbA1c を決めるには、まず標準的な目標 HbA1c を設定し、各要因の有無によりこの目標 HbA1c を上げ下げして調整すれば患者別の目標 HbA1c を設定しやすいのではないかと思います。標準的な目標 HbA1c としては

(70 歳以下)　目標 HbA1c＜7.0%

(71～85 歳)　目標 HbA1c＜年齢÷10(%)

(86 歳以上)　目標 HbA1c＜8.5%

とするのが分かりやすいと思います。この基準は公的に認められたものではありませんが、多くの先生方はこのような感じで目標 HbA1c を設定されているのではないでしょうか。この標準的な目標 HbA1c を基準に各要因の有無によって安全幅を考え、個別の目標 HbA1c を設定すれば、かなり客観的な目標 HbA1c を設定できるであろうと思います。

まとめ

今節は数理モデルを用いて血糖コントロール目標を個別に決めるという問題について迫ってみました。工学分野では基本的にどのような

問題でも数理モデルを使って計算するのが普通ですので、この問題も以前から本稿のような方法が良いのではないかと考えていました。ただ、残念ながらこのような考え方で血糖コントロールの問題を検討したという報告はありませんので、この考え方がどの程度有用であるかは分かりません。将来的には、ビッグデータを集積し、今回のようなモデルを用いてリスクの解析や安全幅の取り方を調査すれば、より精密なコントロール目標の設定ができるようになると考えられます。

5章

日常診療でHbA1cを応用する

HbA1c の質と血糖変動

HbA1c の質についての解説を目にすることがあります。HbA1c には「質の良い HbA1c」と「質の悪い HbA1c」があり、質の良い HbA1c を目指すことが大切であると記載されています。この HbA1c の質と血糖変動について考えてみましょう。

HbA1c に質はあるのでしょうか。HbA1c の質に関する解説を見ると、HbA1c の質というのは日内変動を中心とする血糖の短期的変動の大きさで決まるようです。図 1 に平均血糖と血糖変動を模式的に示しますが、HbA1c は平均血糖を反映する指標であるため、平均が同じであれば血糖変動が大きくても小さくても同じ値になります。このような場合、血糖変動の小さい症例の HbA1c は質が良い、血糖変動の大きい症例の HbA1c は質が悪い、と評価するのが上記の考え方です。これまでにも述べてきましたが、HbA1c は基本的に過去の平均血糖を反映する指標であり、血糖

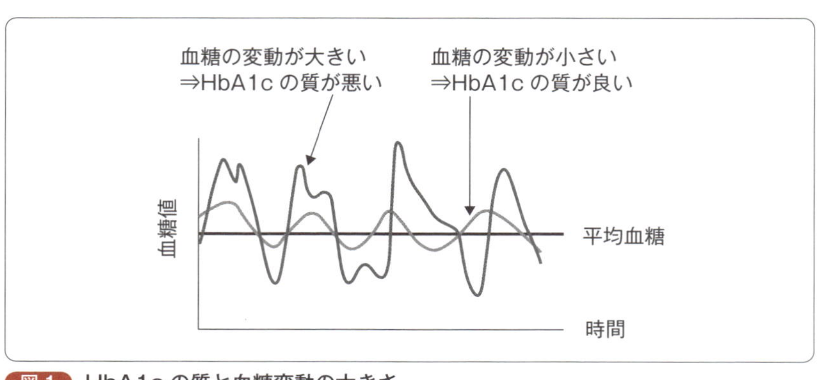

図 1 HbA1c の質と血糖変動の大きさ

変動を反映しません。

HbA1c が平均血糖しか反映しないと書くと、一見、HbA1c の欠点のように見えますが、この性質こそが HbA1c の最大の利点となっています。もし、HbA1c が平均血糖と血糖変動の双方を反映する指標であったとすると、治療による HbA1c の変化が平均血糖の低下によるものか、あるいは血糖の変動幅の低下によるものか判定できなくなります。HbA1c にこのような二面性があれば、その有用性が低下することになります。

HbA1c は基本的に平均血糖のみに依存する極めて定量的な指標です。従って、HbA1c の数値に「質」を求めると少し違和感が発生することになります。この違和感の原因は HbA1c という定量的な指標に「質の良さ」という定性的な表現が付加されたことによると思われます。「HbA1c の質」という言葉の意味するところを改めて考えてみると、「質の良い HbA1c」というのは「質の良い血糖コントロール」を意味しているようです。現在の糖尿病学では HbA1c の高低が血糖コントロールの良し悪しを決めるかのように書かれることがよくありますが、HbA1c だけで血糖コントロールの良し悪しを判定することはできません。

そこで「質の良い HbA1c」という言葉を「質の良い血糖コントロール」と読み替えると、物事がはっきりします。血糖コントロールの良し悪しは、平均血糖の高低と血糖変動の大小という二つの要因で表現すべきであると考えられます。平均血糖に関しては、その最良の指標が HbA1c であり、HbA1c を引き下げると糖尿病合併症が著明に抑制されることは多数の臨床試験で証明されています。

一方、血糖変動に関しては何を標準的な指標とすればよいか分かっていません。これまでの臨床試験でも血糖変動が取り扱われることはほとんどありませんでした。血糖変動が臨床試験で取り上げられなかった最大の理由は、通常の血糖自己測定(SMBG)では血糖変動を正確に捉えることができなかったためと考えられます。ところが、近年の持続血糖測定(CGM)の発展により、細かな血糖変動がよく見えるようになってきました。

血糖変動をきちんと把握する第一の意義は、予期せぬ低血糖を防止することにあります。これまでのSMBGで低血糖がないと思われていた症例であっても、CGMを行うと早朝に無自覚低血糖を発症していたという症例は少なくありません。血糖変動の大きい症例では、HbA1cを引き下げようとすると重篤な低血糖を来し、大血管障害や認知症を発症する危険性が大きくなります。このような症例では、低血糖のリスクを考えると目標HbA1cを高めに設定することが必要になります。HbA1cを十分引き下げるためには血糖変動をどこまで小さくできるかが重要なキーになると考えられます。

血糖変動を把握する第二の意義は、血糖変動の大きい症例では合併症の発症率が大きくなる可能性があることです。特に心血管疾患に関しては、血糖変動が大きい症例では発症率が高くなる可能性があります[1)]。細小血管障害は平均血糖が主要因ですが、大血管障害は平均血糖と血糖変動の双方が要因である可能性があります。

このように考えると、HbA1cのみでは血糖コントロールの良し悪しを判定するのは適切でないことは明らかです。HbA1cは平均血糖を表す指標ですから、血糖変動を表す第二の指標が必要と考えられます。そこで統計学的な視点を中心に血糖変動指標について考えてみましょう。

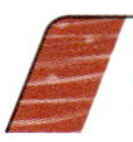

標準偏差(SD)

統計学的な視点から見ると、データの分散を表す標準的な指標は SD(標準偏差)ですので、血糖変動に関しても SD が最も有力な指標になります。では、糖尿病患者の血糖変動に通常の正規分布の解析法をそのまま適用することができるのでしょうか。統計学的解析を行う場合、初めにデータの分布の仕方を確認しなければなりません。

このデータ分布の問題を考えるため、多数の被験者を対象に何らかの検査を行った場合について考えてみましょう。検査値が平均値の周りに左右均等かつ釣り鐘型の分布をしていれば、検査値の分布を正規分布で近似することができます。正規分布で近似できる場合は、正規分布をベースにした統計学を用いて精度よく推定や検定を行うことができます。しかし、検査値の分布が左右対称でなかったり、釣り鐘型でなかったりする場合は、その分布を正規分布で近似することはできません。分布の形が正規分布から大きくずれる場合は、正規分布をベースにした推定や検定を行うことはできません。例として、図 2 に示すように検査値が偏った分布をしてい

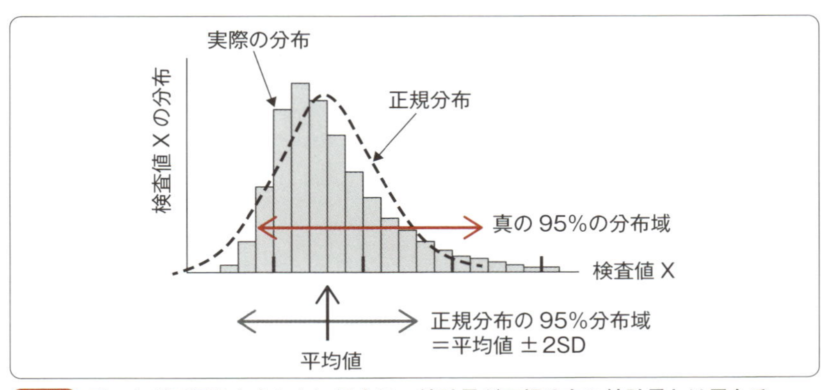

図 2 データが正規分布をしない場合は、統計量が正規分布の統計量とは異なる

る場合を考えましょう。平均値とSDを用いて正規分布曲線を計算すると、その曲線は破線のようになります。この正規分布に対応する95%分布域は実線で示す平均値±2SDの領域になります。しかし、実際のデータは正規分布でないため真の95%分布域は赤の実線で示した範囲となり、正規分布の分布域とは大きくずれてしまいます。このように検査値の分布が正規分布でない場合は、正規分布をベースにした推計や検定は通用しなくなります。

では、正規分布でない場合は平均値とSDでデータの分布を正しく表現できないのでしょうか。統計学的には、正規分布でない場合であっても、分布の形が分かっていれば、平均値とSDで分布状態を正しく表現することができます。ただし、分布の形が正規分布ではありませんので、推定や検定を行う場合、正規分布とは異なった計算を行うことが必要になります。

血糖はどのような分布をするかを考えていきます。血糖が安定した症例では、血糖はランダムに変化するわけではなく、食事や運動、インスリン投与の仕方などによって規則的に変動します。しかし、血糖が不安定な症例では、食事や生活リズムのわずかな変化で血糖が大きく変動することになります。このような症例では、血糖変動は規則的な変動にランダムな変動が加わることになり、時に予期せぬ高血糖や低血糖を発症することになります。こうした複雑な血糖変動を示す症例であっても、血糖が一定の分布に従う場合は、平均値とSDを用いて低血糖や高血糖の確率を計算することができます。しかし、血糖変動が一定の分布に従わなければ、平均値とSDを用いて高血糖や低血糖の確率を計算することはできません。

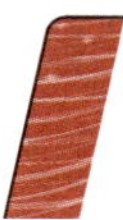

MAGE(Mean Amplitude of Glycemic Excursion)

MAGE は 24 時間における SD を超える血糖変動をピックアップし、その平均を求めた指標です[2)]。MAGE は CGM が出現する前から血糖変動を反映する指標として広く用いられていますが、SD と良く相関することが知られています。しかし、MAGE は 1SD 以下の検討変動は無視するため、血糖変動のわずかな変化で数値が大きく異なる可能性があります。最大の問題は、MAGE という指標の計算式を通常の数式で書くことができないことにあります。統計学のベースは数学ですので、数式で書けない指標は数学的な解析に用いることができません。MAGE は大きな血糖変動を捉える指標として患者指導には有用ですが、統計的な視点からは推定や検定には使用できない指標であると言えます。

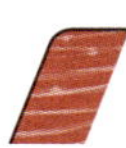

M 値

M 値も CGM 以前からよく用いられている指標で、理想血糖値(通常は 100 とする)からのずれの大きさを評価するための指標です[3)]。M 値の計算式を図 3 に示しますが、HbA1c が同じ値であれば血糖変動が激しいほど M 値が大きくなります。従って、HbA1c を補う血糖変動を反映する

$$SD=\frac{\left|\sum_{t=t_1}^{t_k} 10log\frac{GV_t}{RGV}\right|^3}{n}$$

GV_t ：時刻 t における血糖値
RGV：理想とする血糖値(通常は 100)

図 3　M 値の計算方法

指標と言うことができます。しかし、M 値も統計学的な背景のない指標と言えます。

M 値の計算には log(GV) を用いますが、log 変換をすると高血糖より低血糖に重きを置くことになります。低血糖を重視したのは M 値の考案者の考えを反映しているのだと思いますが、その分だけ高血糖に対する評価が甘くなります。また、M 値の計算過程には、log だけでなく絶対値記号も出てきますが、絶対値記号を用いると数学的な解析が困難になります。統計学で誤差の大きさを評価する場合、誤差の絶対値を用いることはなく、原則として誤差の 2 乗を用います。その理由は、このようにすると簡単な数学で高いレベルの統計学を構成することができるからです。最も身近で典型的な例は回帰分析ですが、回帰分析で最小 2 乗法を用いるのもこの原理によるものです。

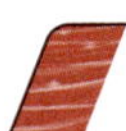

J-index、MODD など

他にも J-index、MODD (mean of daily difference) など、いろいろな指標が考案されています [4]。いずれも血糖コントロールに関する一つの特徴を反映するよう工夫されていますので、基本的にコントロールが悪ければ高値になり、コントロールが良くなれば低値になります。これらの指標も統計的な背景を有していませんが、HbA1c や SD と有意に相関します。統計学はこのようなあいまいな指標に対しても非常に寛容ですので、統計学的背景がなくても意味が似た指標であれば相互に有意な相関を示します。ただし、これらの指標と HbA1c または SD との間に有意な相関があっても、そのことが各指標の有用性を保証するわけではありません。

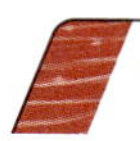

TIR、TBR、TAR

CGM の普及と共に注目されている指標が TIR(time in range)という指標です。Time in range というのは血糖が 70～180mg/dL の領域を治療域(target range)とし、24 時間のうち、治療域に収まっている時間を TIR(time in range)、69 以下の時間を TBR(time below range)、181 以上の時間を TAR(time above range)とするものです。TIR は血糖コントロールの良し悪しを時間というスケールで判定するもので、患者さんに非常に分かりやすい指標になっていると言えます。TIR は HbA1c と非常によく相関するため、CGM に対する血糖管理指標として重宝され、国際的な管理基準も定められています[5)]。

TIR、TAR、TBR という 3 つの指標は、血糖の不安定性を評価する指標としても使うことができます。ただし、これら 3 つの指標も統計学的な視点からは定量的な指標とは言えません。その最大の理由は正常域を 70～180 とし、この範囲に入るか入らないかで血糖値を 3 分割していることにあります。統計学的にはこのような処理をした結果、比例尺度であった血糖値を高中低という 3 つの順序尺度に変換したことになり、この変換により定量性が犠牲になります(注)。従って、これらの指標は半定量的な指標であり、血糖変動指標として用いるには不十分な指標であると考えられます。

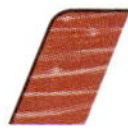

どの指標が最も優れているか？

よく用いられる血糖変動指標について臨床的な意義と統計学的な問題点について解説しました。上に述べたように、現時点では特に優れた血糖変動指標はないと言わざるを得ません。統計学的な根拠を有するのは SD のみですが、SDであっても血糖変動指標としては十分ではありません。血糖変動の分布が一定であればSDを用いて統計学的な解析ができますが、血糖変動の分布が一定でなければSDを用いても十分な解析を行うことはできません。

SD以外の指標には統計学的な背景がありませんが、統計的な背景がないから無用であるというわけではありません。それぞれの指標にはそれぞれの意味と意義がありますので、患者指導などに適切に用いればとても役立ちます。しかし、これらの指標を用いて推定や検定を行う場合は、データの分布やランダム性をきちんと評価することが必要になります。このような検討をせずに安易に推定や検定を行うと、誤った答えを引き出す可能性が大きくなります。

血糖変動の激しい症例では、血糖変動は一定のパターンに従わないようですが、いくら血糖が複雑な変動をすると言っても、無限に複雑な変動をする訳ではありません。従って、何らかの方法で血糖変動を定量化し、高血糖や低血糖の発症率を予測することができる可能性はあると思います。現時点ではこの問題に対する直接的な答えはありませんが、CGMデータなどが大量に集積されれば、血糖変動に対する詳しい解析を行うことができる可能性もあります。

血糖変動に関する問題を解決する最も可能性の高い方法はclosed loop型のポンプ療法の発達ではないかと思います。CGMセンサーで測定した血糖値に応じてインスリンの注入速度を自動制御するclosed loop型のポンプが広く普及すれば、血糖コントロールや血糖変動に関する問題は大きく改善することになります。未来の話ですが、iPS細胞によるβ細胞移植のような方法が可能になれば、糖尿病そのものの治療が可能になりますので、究極的な解決になることは言うまでもありません。

注：比例尺度と順序尺度

統計学ではデータを名義尺度、順序尺度、間隔尺度、比例尺度という 4 つのグループに分類します。名義尺度と言うのは、男女などのグループ分けだけが意味を持つデータで、グループ間に大小関係がなく、分類のみが意味を持つデータです。順序尺度というのは、成績を優良可に分けるといった場合で、グループ間に大小関係だけがあるデータです。間隔尺度というのは、温度（いわゆる℃の場合）や時間の年号表示（令和何年などの表示の場合）などのように数値に定量的な大小関係が存在しますが、0 点が意味を持たないデータです。比例尺度というのは、数値が間隔を有するだけでなく、0 点が意味を持つ数値データで、データの値が数値としての絶対的な意味を持つデータです。比例尺度と間隔尺度のデータは、平均値や SD が意味を持ち、通常の統計学的な推定や検定が可能になります。一方、順序尺度と名義尺度のデータは、平均値や SD に意味はなく、統計学的にはノンパラメトリック統計学を用いることが必要になります。

参考文献

1） 西村理明．日内会誌 102:922-30, 2013.
2） Service FJ, et al. Diabetes 19:644-55, 1970.
3） Schlichtkrull JM, et al. Acta Med Scand 177:95-102, 1965.
4） 西村理明．Diabetes Frontier 21:159-165, 2010.
5） Battelino T, et al. Diabetes Care 42：1593-603, 2019.

HbA1cの季節変動を診る

糖尿病患者のHbA1cの変化を長期に見ていると、毎年決まったように季節変動を示す患者が多くいます。冬になると血糖コントロールの悪化によりHbA1cが上昇しやすいことはよく知られた現象だと思います。今回はこのHbA1cの季節変動について考えてみたいと思います。

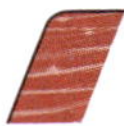

HbA1cは冬から春に上がりやすい

当院の糖尿病外来では毎年、春になるとHbA1cの上昇する患者が多くいます。春にHbA1cが上昇するのは、忘年会や正月休みをきっかけに食事療法や運動療法がおろそかになり、血糖コントロールを悪化させるからだと考えられます。

しかし、食事療法に失敗したという患者ばかりではなく、冬の間も努力しているにも関わらずHbA1cが上昇してしまう患者も多いようです。このような例では、本人が気づかない間に生活習慣が変化しているのだと思いますが、季節の影響は非常に大きいようです。

HbA1cの季節変動は臨床的には重要な問題だと思いますが、この問題に関する研究報告はあまり多くはありません。最近の研究では、東京慈恵医科大学の坂本らによる報告が話題になりました[1)]。図4に彼らの研究結果を示しますが、冬になるとHbA1cだけでなく血圧やコレステロール値も悪化し、3者の達成率が大きく低下したという結果でした。

我々の病院でも HbA1c の季節変動は大きな問題ですので、改めてデータベースを調べてみました。結果、冬の HbA1c が夏に比し 0.5 ポイント以上高い患者が 25%もいました。0.5 ポイント未満の者も加えると何らかの季節変動を示す者が非常に多いことを改めて確認しました。中には**図 5** に示すように、夏と冬で HbA1c が 2 ポイントもの変動をする患者もいました。この患者はインスリン治療中の 2 型糖尿病ですが、血糖コントロールが不良であるとともに、大きな季節変動を繰り返しています。この患者は食事療法が順守できず、食べ始めると食欲を抑制できなくなるということでした。この結果を患者に見せ、冬 3 カ月の食事療法を頑張るよう指導していますが、全く状態は改善していません。

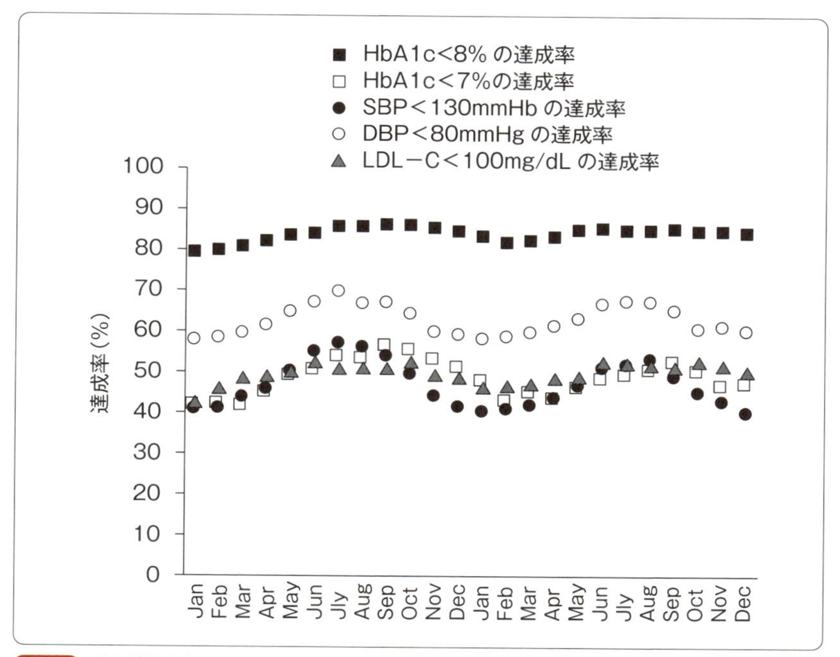

図 4 2 型糖尿病における HbA1c、血圧、LDL-C の管理目標達成率の季節変動（坂本らの論文より引用 [1)]）

HbA1c の季節変動はコントロールの悪い患者で特に目立つように思いますが、比較的コントロールのよい患者でも夏と冬で 0.5 ポイント以上も変動するケースがあります。図 6 の患者は比較的コントロールのよい患者ですが、やはり HbA1c に明らかな季節変動が見られます。この患者はやや高齢の教員ですが、冬になると入学試験の担当をするためにストレスが高じ、食事管理が困難になるとのことです。また、別の患者ですが、スポーツが趣味で熱心に運動をしている患者がいます。この患者は夏になると HbA1c が大きく低下します。夏の炎天下での運動で大量のエネルギーを消費するため、HbA1c が低下するようです。

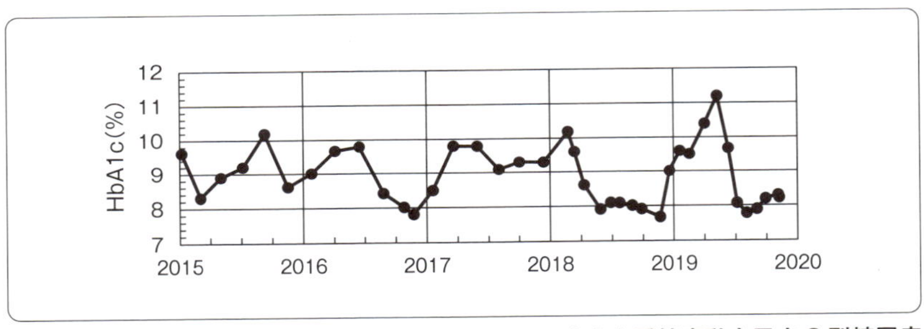

図 5 血糖コントロールが不良であり、HbA1c に大きな季節変動を示す 2 型糖尿病の 1 例

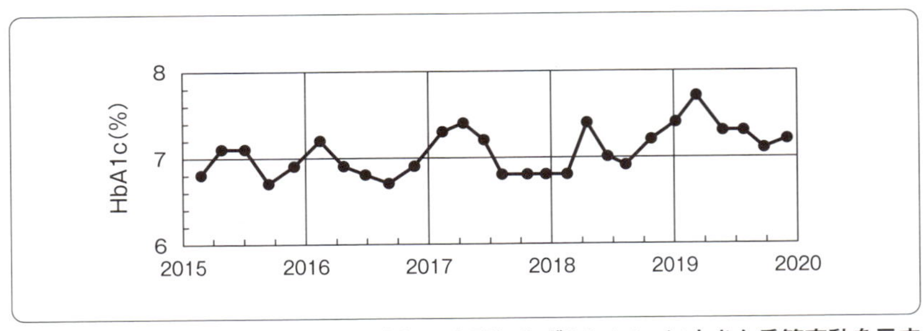

図 6 血糖コントロールが比較的良好にも関わらず HbA1c に大きな季節変動を示す 2 型糖尿病の 1 例

このように一人ずつ季節変動の原因を探るために問診すると、その原因は患者によって異なります。従って、それぞれの原因に応じて適切な指導を行うことが必要になります。

患者の長期の HbA1c を見ていると、季節変動以外にも様々な要因で上昇と下降を繰り返す患者も見つかります。職場の環境の変化や治療意欲の変化などにより、季節依存性ではない不規則な変動を繰り返す患者を発見することもあります。このような副次的な効果もありますので、各患者に季節変動がないかどうかを把握しておくことは非常に重要であると考えられます。

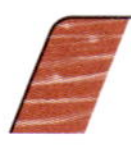

HbA1c の季節変動にだまされない

糖尿病患者の HbA1c の経過を見る時、HbA1c の季節変動を無視することはできません。よくある例ですが、HbA1c が上昇してきたため、血糖降下薬をA剤からB剤に変更したという場面を考えてみましょう（図7）。薬剤を変えると、多くの場合、薬剤の効果や患者の生活習慣の改善で、HbA1c が次第に低下してきます。ところが、半年もするとまた HbA1c が上昇してくる例もよく見られます。このような場合、通常は、薬剤がよく効いたが、患者の生活習慣が乱れ、再び血糖コントロールが悪化したと考えます。

しかし、季節変動の可能性を考えると、別の解釈も可能になります。つまり、春になって HbA1c が上昇したために薬を A から B に変えたわけですが、ちょうど夏の HbA1c の低下時期と重なり、薬の効果や患者の努力に変化がなくても季節の効果で HbA1c が低下したという可能性も考えられます。このような患者の場合は、冬になると再び HbA1c が上昇することになりますが、一見、薬の効果が持続しないように見えます。このように季節変動を考えると、薬剤変更後のHbA1cの改善は必ずしもBの薬が効いたわけではなく、また半年後のHbA1cの上昇も単に季節変動が原因であったという可能性を排除できないことになります。

同じような問題はHbA1cが上昇したためにインスリン注射を提案する場合にも発生します。当院の患者が特別ではないと思いますが、インスリン注射を提案すると、「もう1カ月待ってください」と粘られることが少なくありません。これを2~3回繰り返すうちに夏になり、HbA1cの低下が始まります。HbA1cが低下したのでインスリン注射の提案を取り下げると、また冬になってHbA1cが上昇してきます。私が甘いのかもしれませんが、季節変動を考えて作戦を練らないといけないようです。

新薬が発売された場合にも同じ問題が発生します。新薬を使用する際、何人かの患者を選んで投与を試み、どれぐらい有用であるかの感触を得る

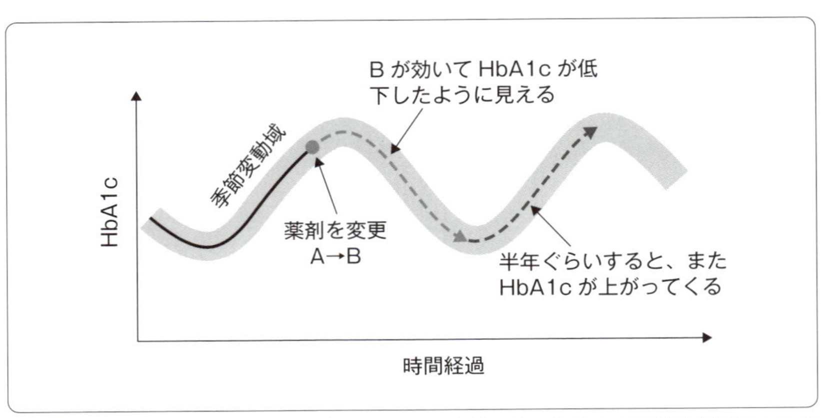

図7 HbA1cの季節変動を考慮しないと、診断エラーを起こす可能性が出てくるので、注意が必要である

ことが多いと思いますが、この場合も HbA1c の季節変動も考えて薬の有用性を評価することが必要です。春に新しい血糖降下薬を開始するとよく効くように見え、秋に開始するとあまり効かないように見える可能性があります。

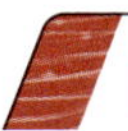

HbA1c の季節変動を見逃さない

HbA1c の季節変動に関する最も重要な問題は、HbA1c の季節変動をいかにしてきちんと把握するかという点です。電子カルテのデータを見て、HbA1c の季節変動をきちんと把握するのは意外に難しいのではないでしょうか。通常の電子カルテでは画面上におよそ 10 回分の測定データが表示されていると思いますので、ある程度の季節変動を見ることは可能でしょう。しかし、忙しい外来では丁寧にデータを見る余裕はなく、長期のデータを見るのはさらに困難です。合併症の多い患者であれば、多数のデータを読まなければならず、季節変動のような長期の変化は見逃しやすくなります。

私は自分が診ている患者のデータをデータベース化して診療に用いていますが、データベースを作る前は、各患者の HbA1c がどのような変動をしているかを把握することはできませんでした。データベース化することにより長期の HbA1c の推移が見えるようになると、HbA1c が予想以上に変動を繰り返していることに驚きました。このようなデータベースの作成は、本来は電子カルテが行うべき作業だと思いますが、当院の電子カルテにはそのような機能はサポートされていません。他院の電子カルテを使用した経験がありませんが、長期の検査結果を分かりやすくグラフ化し、患者指導に使いやすいように表示するという機能はサポートされているのでしょうか。

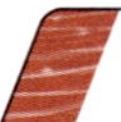

HbA1c の季節変動にどう対処するか

このような HbA1c の季節変動にどう対処すればよいのでしょうか。最も良いのは、もちろん、各患者の季節変動の原因を調べ、季節変動をできる限り抑制することです。具体的には、患者に詳しく問診し、患者自身が納得できる形で原因を明らかにすることが必要だと思います。実際には、詳しく問診しても具体的な原因が分からない患者も多いようです。私の患者はすぐ食事療法をなまけていたからと弁解しますが、患者の食事療法の失敗という言葉に納得してしまうと、それ以上原因の解明は進展しなくなります。いかにして患者から前向きの態度を引き出すかが最も重要な技術だと思いますが、これが一番難しいかもしれません。

HbA1c の季節変動が大きい場合、血糖コントロール目標の HbA1c をどのように設定するかも問題になります。合併症の発症率は、おそらく平均 HbA1c に最も相関するのではないかと思いますが、その意味では、年間の平均 HbA1c を管理目標のターゲットとするのが最善ということになります。しかし、このようにすると、季節変動の大きい患者では夏には低めの HbA1c を達成させなければならないことになり、高齢者では低血糖を引き起こす心配があります。高齢者の場合は、夏の HbA1c が管理目標を満たしていれば良しとせざるを得ないと思いますが、これでは年間の HbA1c が高めになりがちです。

HbA1c が季節変動をする場合、どのように管理目標を設定するのが良いかはよく分かっていません。これまでの臨床試験では HbA1c の季節変動については全く考慮されていませんので、季節変動と合併症の関係も明らかではありません。現時点では、主治医が各患者のいろいろな条件とともに季節変動を考え、適切な目標 HbA1c を設定するしかないと言わざるを得ないでしょう。結局は主治医の腕次第ということになるのかもしれません。

参考文献

1） Sakamoto M, et al. Diabetes Care 42:816-23, 2019

糖尿病の診断と高血糖症の診断

本節では糖尿病の診断と高血糖の診断というテーマを扱いたいと思います。糖尿病の診断とは糖尿病の発症の有無を診断することです。糖尿病と診断されれば、続いてその病型や病態を診断し、治療を開始することになります。治療により血糖を良好に管理できれば特に問題はありませんが、十分な治療を行っても良好な血糖管理を達成できない患者も多くいます。このような患者の高血糖が続く原因を考えるというのが高血糖症の診断という意味です。

糖尿病の診断

糖尿病という疾患を分かりやすく捉えるため、図8に示すような非常に簡単な糖代謝機構を考えます。このモデルでは血糖プールが中央にあり、上部に書いた血糖制御機構が血糖コントロールを行います。このシステムの血糖プールに糖質を投入すると血糖が上昇しますが、血糖制御機構が働いて糖質を処理し、血糖を元の値に戻します。正常者の場合は血糖制御機

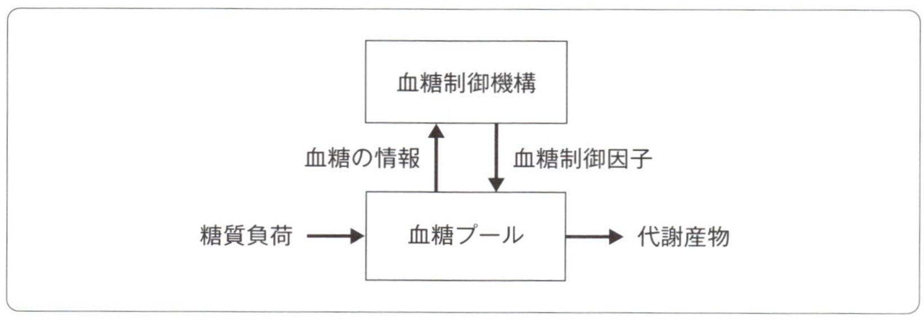

図8 非常に簡単な糖代謝機構のモデル

構に十分な能力があり、糖質の過剰負荷があっても、全ての糖質を処理し、血糖を正常に維持することができます。ところがこの血糖制御機構が障害され、十分に作用しなくなると糖尿病を発症します。血糖制御機構の障害が高度になると、糖質を全く処理できなくなり、著明な高血糖をきたすことになります。部分的な障害の場合は、障害レベルに応じて軽症〜中等症の高血糖をきたします。

糖尿病という疾患の基本的な病態は、このモデルで十分に説明できます。このモデルで重要なことは、血糖制御機構の障害が軽度であっても、糖質の負荷が過剰であると、糖質を完全に処理することができなくなり、結果として高血糖をきたすことです。一方、血糖制御機構の障害が多少大きくても、糖質を少しずつ慎重に負荷すれば糖質を全て処理することができ、あまり高血糖をきたさないことになります。このように血糖上昇の程度というのは、血糖制御機構の障害レベルのみで決定されるのではなく、糖質の負荷量が重要な因子となっています。

糖代謝機構をこのように考えた上で、糖尿病の診断基準を考えてみましょう。前章でも紹介したとおり、糖尿病の診断基準を簡潔に書くと**表 1**のようになります。診断基準の細部は口渇・多尿などの糖尿病症状の有無によって異なりますが、基本的にこの基準を満たしていることを確認して糖尿病の診断を行います。この診断基準は糖負荷試験をベースとした基準と、HbA1c をベースとした基準の 2 つの基準を統合したものになっています[1)]。

HbA1c が糖尿病の診断に採用されたのは、1999 年における日本糖尿病学会の診断基準[2)]が世界で最初ですが、それまでは原則として糖負荷試験で行われていました。糖負荷試験は、上記のモデルで考えると、血糖制御機構の障害の有無を調べる検査と言うことができます。これに対し、HbA1cは慢性的な高血糖症を診断する検査です。従って、HbA1cを用いた診断は、血糖制御機構の障害の有無ではなく、糖代謝システムの総合的な運用状態を調べる検査と言うことができます。日本糖尿病学会がHbA1cを診断基準に採用した時、両者の診断結果が一致しないことが大きな問題となりましたが、今、改めて両者の意味を考えると、診断結果が一致しないのは当たり前であったと言えます。現在は糖尿病の診断はほとんどHbA1cによってなされ、糖負荷試験を行うことは少なくなりました。この変化は単に診断方法が変化しただけではなく、糖尿病が血糖制御機構の障害という臓器的疾患から糖代謝システムの運用障害というシステム的疾患へとパラダイムシフトしたことを意味すると考えられます。

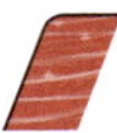

高血糖症の最大の原因は食事の過剰摂取

糖尿病の診断基準はこのように変化したわけですが、これと同じ問題が治療中の患者にも発生します。改めて糖尿病の成因を考えると、1型糖尿病はインスリンの枯渇により糖代謝機構が完全に障害された状態であり、

表1 糖尿病の診断基準

糖尿病型の判定：
A：HbA1c≧6.5%
B：血糖値の基準
空腹時血糖≧126mg/dL
糖負荷試験2時間値≧200mg/dL
随時血糖≧200mg/dL
糖尿病の診断：
AおよびBの1項目で糖尿病と診断
Bの2項目で糖尿病と診断(別の日に検査)

２型糖尿病はインスリンの不足とインスリン抵抗性の増大によるインスリン作用の相対的不足によって血糖制御機構が部分的に障害された状態であると言えます。いずれの病型であっても糖尿病の成因はインスリン作用の不足が原因ですので、単純に考えると、インスリン不足を十分に補充すれば糖尿病の治療を行うことができることになります。具体的には、１型糖尿病ではインスリン治療を行い、２型糖尿病では不足したインスリン作用を薬剤またはインスリンで補充すればよいことになります。

しかし、現実には薬剤でインスリン作用の不足を補充しただけでは良好な血糖管理を達成することはできません。その理由は、糖尿病患者の血糖コントロール状態はインスリン作用の不足だけで決まるわけではなく、食事療法の順守度が大きな役割を担っているからです。糖尿病を臓器的疾患と考えた場合、その成因はインスリン作用の不足であると言うことができますが、糖尿病を高血糖症であると考えると、インスリン作用の不足だけではなく、食事の過剰摂取も大きなウエートを占めています。食事療法を順守することは血糖管理のためにはきわめて重要であり、インスリン作用不足がかなり高度であっても、食事療法をきちんと遵守できればかなり良好な血糖管理ができます。逆に、インスリン作用の不足が高度でなくても、食事療法を全く順守できなければ、良好な血糖管理を達成することは困難です。このように考えると、糖尿病の重症度と血糖管理の困難さは必ずしも対応するわけではなく、糖尿病の成因と高血糖症の成因も同じではないことになります。

血糖コントロールが不良の患者における高血糖症の原因は、多くの場合、食事の過剰摂取です。このような患者では、インスリン作用が十分に補充されているかどうかだけではなく、食事療法をきちんと順守できているかどうかを診断することが非常に大事です。食事療法だけでなく、肥満や運動不足の影響も含め、高血糖症の成因を改めて考えなおすことが重要です。このような考え方は糖尿病治療の原則であり、当たり前のことですが、食事療法を徹底することは、必ずしも十分に理解されているとは言えないのではないでしょうか。血糖コントロールが不良の患者に対し、食事指導が十分に行われないまま多量の薬剤が投与され、それでも血糖が改善しないと紹介されてくる患者をよく見ますが、高血糖症の原因は必ずしもインスリン作用の不足ではないこと、インスリン作用を強化すれば血糖管理が良好になるわけではないことを改めて強調したいと思います。

食事の過剰摂取により高血糖をきたしている患者の場合、インスリン作用は不足しているのでしょうか。教育入院を行い、食事管理と共に薬物治療を行い、十分にインスリン作用を補充すれば通常は良好な血糖管理を達成することができます。しかし、退院すると再び元の高血糖状態に戻ってしまう患者が多いのも現実です。高血糖になった結果、糖毒性が発生し、再びインスリン作用が不足している可能性があります。そこで、インスリン作用を強化するため薬剤を増量すると血糖が少し改善します。しかし、食事療法が順守できない限り、やがて体重が増えていき、再び血糖コントロールが悪化することになります。

このように食事の過剰摂取による高血糖症をインスリン作用の不足と解釈すると、薬剤の増量と肥満の繰り返しとなり、やがて「てこずり糖尿病」ができあがってしまいます。このような症例では高血糖の他には特別な症状はなく、食欲旺盛で元気な者が多いようです。これらの症例では生理学的な意味でのインスリン作用の不足はないと考えられます。

私の個人的な印象ですが、食事の過剰摂取による血糖上昇の程度は高齢者ほど大きいように思います。高齢者が高血糖になりやすい理由は、高齢者では糖質の最大代謝能力が低下していることが原因ではないでしょうか。血中インスリン濃度と糖質代謝能の関係について考えてみると、図９に示すようになります。血液中の糖の代謝速度は血中インスリン濃度に比例して上昇しますが、血中インスリン濃度が一定以上になると頭打ちになると考えられます(図９のＡ)。図９のＢの患者の場合、インスリン抵抗性が増大した結果、Ａの健常者より高濃度のインスリンを必要としますが、最大糖代謝能は維持されています。これに対し、Ｃのように最大糖代謝能が低下すると、インスリン抵抗性の増大と最大糖代謝能の低下という２つの現象が発生します。これらのいずれの場合も糖質摂取量が最大糖代謝能を上回れば、インスリンや血糖降下薬をいくら増量しても血糖を下げることは不可能になります。中でもＣの場合は著明な高血糖をきたすことになります。

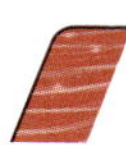

食事の過剰摂取の推定

このように高血糖症の成因で最も問題になるのは食事の過剰摂取ですが、どの程度の過剰摂取になっているかを算定することも重要です。血糖コン

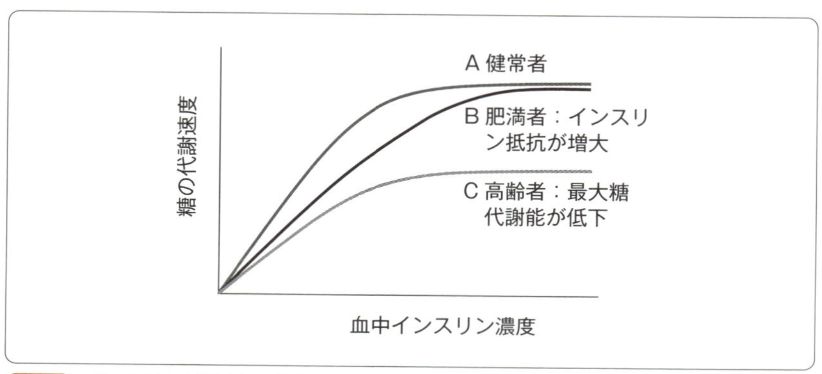

図９ インスリン抵抗性の増大と最大糖質代謝能の低下

トロール不良の患者はHbA1cが高値であるだけでなく、体重がほとんど変化しない患者が大多数ではないかと思います。これらの患者では、過剰に摂取したエネルギーを尿糖として排出することにより、実質的な摂取エネルギーを減少させ、消費エネルギーと一致させていると考えられます。

従って、尿中に排出したエネルギー量を計算すれば、過剰なエネルギー摂取量を推定することができます。前章で示した通り、尿糖排泄量はHbA1cと腎機能から計算できます。図10にHbA1cあるいは平均血糖と1日当たり尿糖排泄量の計算結果を示します。HbA1cが10%を超えると1日当たり50～100g以上の尿糖が排出されると推測されます。従って、このような患者では少なくとも1日当たり200～400kcal以上の食事の過剰摂取があると判定できます。

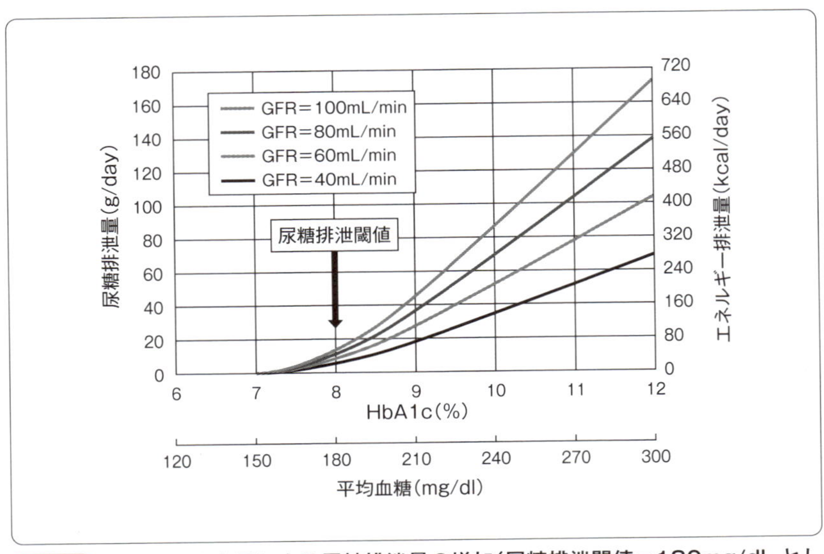

図10 HbA1cの上昇による尿糖排泄量の増加(尿糖排泄閾値＝180mg/dLとして計算)

食事の過剰摂取により体重が増加する場合は、体重増加に使われたエネルギーも過剰になっていると考えられます。1kg の体重増加に必要なエネルギー量は約 7000kcal ですので、1 カ月で 1kg の体重増加をきたした場合、1 日当たり約 230kcal のエネルギーの過剰摂取があったと計算できます。

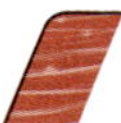

高血糖症の成因と対策

コントロール不良の糖尿病患者における高血糖症の成因をまとめると、次の 4 つに分類されます。

① インスリンの不足
② インスリン抵抗性の増大
③ 最大糖代謝能の低下
④ 食事の過剰摂取

通常の患者の場合はこれらの 4 因子が高血糖症の主要な成因と考えられます。これらの 4 因子以外にもステロイドホルモンの投与やストレスによるアドレナリンの過剰分泌などが成因になる場合もあります。高齢者の場合は、腎機能の低下も高血糖症の成因になる可能性があります。腎機能正常者では、血糖が尿糖排泄閾値(約 180mg/日)を超えれば、超えた血糖に比例して尿糖が多量に排泄され、血糖上昇にブレーキが掛かります。腎機能が低下している場合は、このブレーキが利かず、食後の血糖が上昇しやすくなります。これらの成因のうちどれがどれだけ高血糖症に関わっているかを具体的に診断する方法はありませんので、成因分析は主治医が臨床的に判断することになります。

高血糖症の成因を分析できれば、それに基づいて治療を開始します。インスリン不足の場合は、1 型糖尿病であればインスリンの増量、2 型糖尿病であれば SU 薬などのインスリン分泌促進薬またはインスリンの開始または増量します。インスリン抵抗性の増大に関しては、運動、肥満の抑制、インスリン抵抗性改善薬の投与などが有効です。インスリン抵抗性改善薬は、日本では 2 型糖尿病にしか認可されていませんが、世界では肥満 1 型糖尿病への投与も推奨されています[3)]。最大糖代謝能の低下に関しては有効な薬剤はありませんが、運動により筋肉量が増加すれば最大糖代謝能を上昇させることができます。食事の過剰摂取に対しては、基本的には食事指導を徹底すること、あるいは運動によって過剰摂取したエネルギーを消費することが基本になります。どうしても食事療法や運動療法が実行できない場合は、SGLT-2 阻害薬や GLP-1 アナログが役立つ可能性があります。SGLT-2 阻害薬は血中のブドウ糖を尿糖として排出させますので、糖質制限とエネルギー制限を行うのと同じ効果が期待できます。GLP-1 アナログはインクレチン関連薬ですが、食欲抑制作用がありますので、病状を改善できる可能性があります。

まとめ

簡単なモデルを考えるだけで、糖尿病という疾患には、血糖調節機構の障害という臓器的疾患という見方と、糖代謝システムの運用状態の異常というシステム的疾患という見方の 2 つがあることが分かります。糖尿病の基礎的な障害はインスリン作用の不足という臓器障害ですが、臨床的には糖代謝システムの運用障害と考えることが必要です。糖尿病をインスリン作用の不足という臓器障害的側面だけで捉え、薬剤の増量で血糖を抑え込みたいという気持ちは分からないではありませんが、食事療法を徹底させない限り十分な血糖管理は困難であることを改めて強調したいと思います。

参考文献

1）糖尿病診断基準に関する調査検討委員会．糖尿病 53:450-67, 2010.
2）糖尿病診断基準検討委員会．糖尿病 42:386-404, 1999.
3）Livingstone R, et al. Diabetologia 60:1594-600, 2017.

血糖コントロール目標 HbA1c＜7%にエビデンスはあるか？（その 1）

糖尿病の基本的な血糖コントロール目標は HbA1c＜7%とされています。多くの文献にこの血糖コントロール目標はエビデンスに基づいて決定されたと書かれていますが、では、どのようなエビデンスによって決定されたのでしょうか。また、この 7%という数値にはどの程度の厳密性があるのでしょうか。7%なのでしょうか、それとも 7.0%なのでしょうか。血糖コントロール目標をどこに設定するかは糖尿病の臨床にとって非常に重要な問題です。

DCCT 研究の目的と成果

現在の HbA1c＜7%という血糖コントロール目標は、基本的に米国で行われた DCCT 研究[1]の結果から導かれたものです。DCCT 研究は 1983 年～93 年に行われた臨床研究で、1441 人の 1 型糖尿病患者を対象に、厳格な血糖コントロールにより糖尿病合併症を抑制できるかどうかを調べたものです。

1 型糖尿病に対するインスリン治療は、DCCT 研究が行われるまでは、1 日 1～2 回のインスリン注射をするのが一般的でした。この頃は、インスリン注射をするためには冷蔵庫からインスリンバイアルを取り出し、シリンジ型注射器でインスリンを吸引し、これを皮下に注射するという手順が必要でした。このような方法では 1 日 1～2 回のインスリン注射でも煩雑であり、現在のように頻回注射を行うのは簡単ではありません。このため血糖を十分に引き下げることは難しく、HbA1c＜9%を達成できれば血糖コントロールはかなり良好とみなされていました。しかし、HbA1c<9%という目標では糖尿病合併症を十分に抑制できませんでした。このため、糖尿病合併症を抑制するためにはもっと厳格な血糖コントロールが必要ではないかと考えられるようになりました。頻回の血糖自己測定と頻回のインスリン注射を組み合わせたインスリン強化療法を行えばもっと良好な血糖コントロールを実現することができるのではないか、そのようにして血糖コントロールを十分に改善すれば糖尿病合併症をもっと抑制することができるかのではないか、と考えられるようになりました。そこで、インスリン強化療法の実現可能性、合併症抑制に対する強化療法の有効性などを科学的に立証するために DCCT 研究が計画されました。

研究対象となったのは 13～39 歳（平均 27±7 歳）という若い 1 型糖尿病の患者で、まだ糖尿病合併症を発症していない患者 726 人（1 次予防群）と、非増殖網膜症または微量アルブミン尿という軽症の糖尿病合併症のみを有する患者 715 人（2 次介入群）でした。これらの 2 グループの患者をそれぞれランダムに強化療法群と従来療法群に割り付け、平均 6.5 年間観察しています。強化療法群は 1 日 3～4 回のインスリン注射または持続皮下インスリン注入療法を行い、頻回の血糖自己測定、食事療法と運動療法に関する細かな指導、食事量と運動量に合わせたインスリン量の自己調節、ヘルスケアチームによる毎月の診察と指導など徹底した指導と管理を行い、患者の血糖をできる限り正常化するという方針で治療が行われました。

平均 6.5 年の観察期間における血糖コントロール状態を**図 11** に示します。従来療法群の HbA1c は平均 9%でしたが、強化療法群の HbA1c は平均 7%で、かなり良好な血糖コントロールを達成することができました。この結果、強化療法群における網膜症、腎症、神経障害の発症進展率

(以下、進行率と書く)は従来療法群に比し34～76%も抑制されました(**表2**)。網膜症進行率は観察期間中のHbA1cに強く依存し、両者の関係は**図12**のようになります。これらの結果から、強化療法によってHbA1cを十分に引き下げれば、糖尿病合併症を著明に抑制できることが証明されました。一方、強化療法群においては従来療法群に比し3倍もの重症低血糖が発生し、その発症頻度はHbA1cの低い者ほど多いという問題点も明らかになりました(**図13**)。

これらの結果から、次のようなエビデンスが得られました。

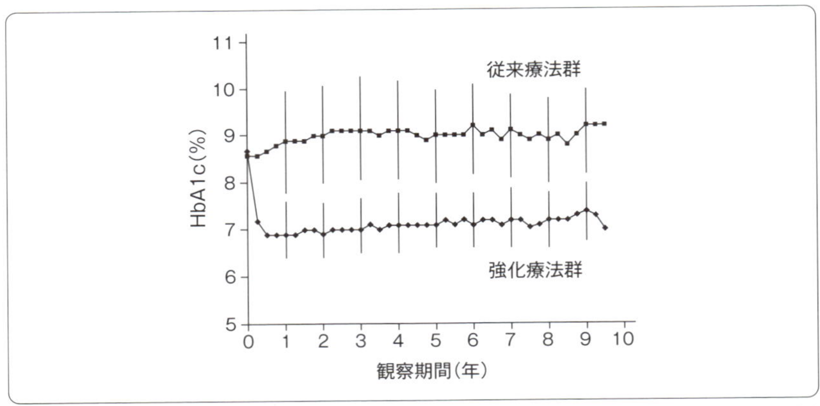

図11 DCCT研究における強化療法群と従来療法群のHbA1cの推移(文献1より改変)

表2 DCCTにおける強化療法による糖尿病合併症の進行抑制率

	1次予防群	2次介入群
網膜症進行抑制率	76%	54%
腎症進行抑制率	34%	43%
神経障害進行抑制率	69%	57%

1）強化療法を行うことにより 1 型糖尿病患者の HbA1c を平均 9%から平均 7%まで引き下げることができる。
2）HbA1c が平均 9%から平均 7%に改善すると糖尿病合併症進行率が有意に減少する。
3）強化療法により HbA1c を引き下げると重症低血糖が有意に増加する。
4）HbA1c は平均血糖を反映する指標として臨床的に有用である。

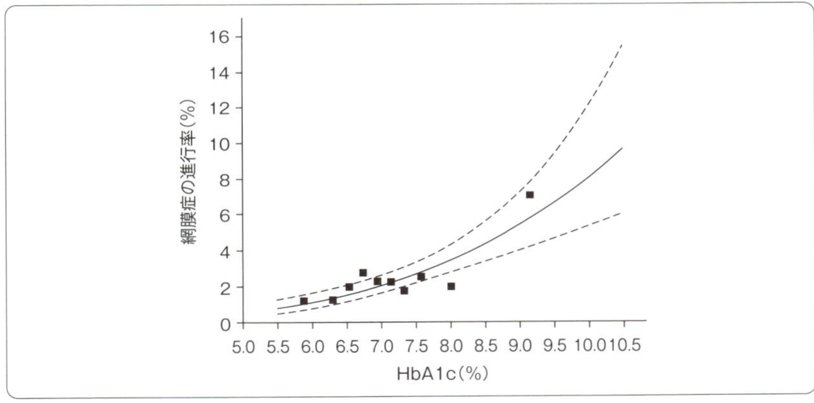

図 12 DCCT 研究における糖尿病網膜症の進行率と HbA1c の関係（文献 1 より改変）

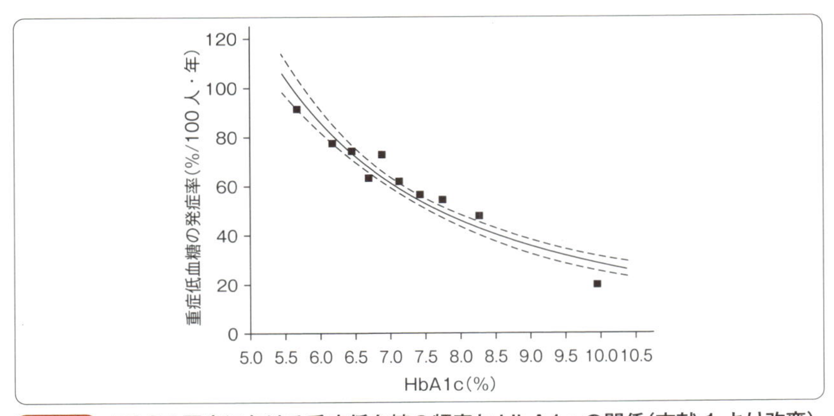

図 13 DCCT 研究における重症低血糖の頻度と HbA1c の関係（文献 1 より改変）

DCCTデータからHbA1cの目標値を決めることはできるか？

このようにしてHbA1cが血糖コントロール指標として有用であること、強化療法によりHbA1cを引き下げれば糖尿病合併症を著明に抑制できることが証明されました。この結果、「糖尿病の治療はHbA1cをできる限り正常近くまで引き下げることである」というのが世界的なコンセンサスになりました。

ではHbA1cをどこまで引き下げればよいのでしょうか。最初に考えられた血糖コントロール目標はHbA1c＜8%という目標でした。DCCTにおけるHbA1cは、強化療法群で平均7%、従来療法群で平均9%でしたので、両群を分ける最も代表的なHbA1c値は2群間の中間値である8%になります。すなわち、強化療法群では大多数の症例がHbA1c＜8%であるのに対し、従来療法群では大多数の症例がHbA1c＞8%となっています。従って、8%という数値で両群を区分すれば感度と特異度が最も大きくなると考えられます。

では、臨床的に考えて、HbA1c＜8%を血糖コントロール目標とするのが最善でしょうか。この問題を考えるため、HbA1c＜8%を標準的な血糖コントロール目標に設定した場合、臨床における実際の血糖コントロールがどのような分布になるかを想像してみましょう。血糖コントロール目標をHbA1c＜8%とした場合、おそらく多くの患者でHbA1c＜8%が達成されればそれで十分とされ、それ以上の血糖コントロールの強化はなされない可能性が大きいと考えられます。従って、血糖コントロール目標をHbA1c＜8%とすると、大多数の患者のHbA1cは8%前後に集中する可能性が大きいと推測されます。DCCT研究では強化療法により

HbA1c は平均 7%まで低下させることができ、ここまで HbA1c を下げることによって糖尿病合併症を著明に抑制できました。合併症の進行率は HbA1c が高いほど大きいので、HbA1c<8%をコントロール目標とするのでは目標が緩すぎ、合併症を十分に抑制できない可能性が大きいと想像されます。

では、HbA1c を 8%よりもっと引き下げた場合、糖尿病合併症は HbA1c の低下とともにどのように減少するのでしょうか。データを解析すれば、HbA1c をどこまで引き下げればよいかが分かるのでしょうか。すなわち、HbA1c には閾値が存在し、HbA1c をその閾値まで引き下げれば十分であり、それ以上引き下げても合併症はもう減少しないという閾値は存在するのでしょうか。もし、HbA1c にこのような閾値が存在するのであれば、その値を血糖コントロール目標にするのが最善だと考えられます。

この問題を検討するため、DCCT の研究グループは HbA1c と合併症進行率の関係について詳しい解析を行いました[2]。DCCT 研究における網膜症と腎症の進行率を HbA1c に対してプロットすると**図 14A、14B** のようになります。すなわち、網膜症も腎症もともに HbA1c が高値になると進行率が急速に増加し、合併症進行率は HbA1c に強く依存しています。ところが、HbA1c と合併症進行率の関係は直線的ではありませんので、通常の回帰分析ではうまく解析できません。

そこで、研究グループは対数回帰分析という手法を採用しました。対数回帰分析というのは x-y 間の相関を直接的に調べるのではなく、x と y の一方または双方を対数変換し、その変換した数値を用いて回帰分析を行うという方法です。彼らは HbA1c と合併症進行率の双方を対数変換し、

log(HbA1c)と log(合併症進行率)を用いて回帰分析を行いました。**図15A**、**15B** に網膜症と腎症に関する log(HbA1c) vs log(合併症進行率)の関係を示します。解析結果によると、網膜症と腎症のいずれの場合も両者の間に有意な相関が存在することが分かりました。すなわち、合併症進行率を R と書くと、上記の解析結果は log(HbA1c)と log(R)の間に

$$\mathrm{Log(R)} = \mathrm{a} \times \log(\mathrm{HbA1c}) + \mathrm{b}$$

という関係があることを示しています。この式を書き換えると、R と HbA1c の間には

$$\mathrm{R} = (\mathrm{HbA1c})^{\mathrm{a}} \times \mathrm{c}$$

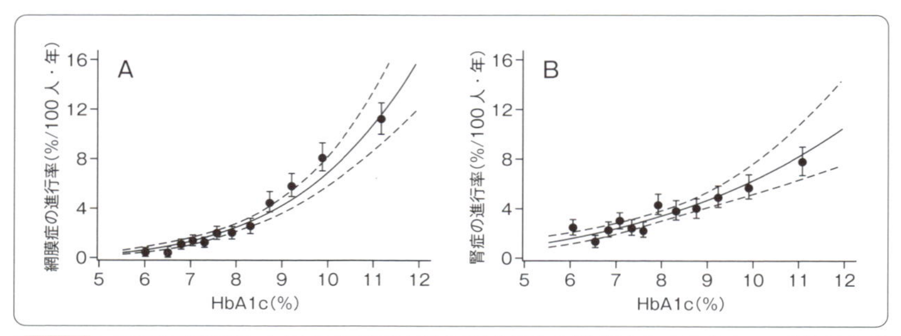

図 14 DCCT 研究における網膜症(A)と腎症(B)の進行率と HbA1c の関係(文献 2 より改変)

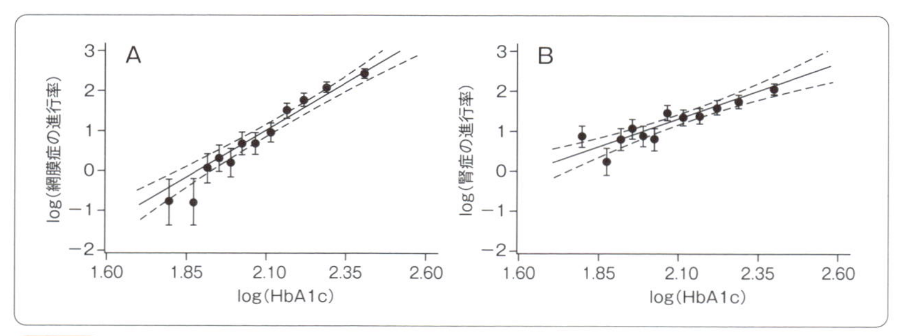

図 15 DCCT 研究における網膜症(A)と腎症(B)の進行率と HbA1c の関係:対数回帰分析の結果(文献 2 より改変)

という関係があることになります。c は c=exp(b)で与えられる比例定数です。研究グループは、HbA1c と R の間にこのような関係があることから、HbA1c が低ければ低いほど合併症は少なくなり、合併症進行率の減少が頭打ちになるような HbA1c の閾値は存在しないと結論しました。

血糖コントロール目標はどのようにして決められたか？

このように合併症を予防するには血糖をどこまで下げればよいかを調べるため詳しい解析を行いましたが、血糖コントロール目標に対する推奨値を示すことはできませんでした。では血糖コントロール目標はどのようにして決定されたのでしょうか。

血糖コントロール目標を設定するに当たって重要視されたのは、強化療法を行うことにより平均 7%の HbA1c が達成できたという事実でした。強化療法群では対象者に徹底した指導を行うことにより HbA1c を平均 7%まで引き下げることができたわけですが、逆に考えると、徹底した指導を行えばHbA1c を平均 7%まで引き下げることができることになります。先に述べたように、心理的な効果を考えると、HbA1c<8%を確実に達成するためには HbA1c<7%を目標にすることが必要ではないかというのが多くの意見でした。HbA1c<7%をコントロール目標にすれば、たとえこの目標を達成できなくても、少なくとも HbA1c<8%を大多数の患者で達成できるのではないかと期待できます。このような考えから HbA1c<7%という血糖コントロール目標が決定されました。こうした経過を考えると、HbA1c<7%という血糖コントロール目標そのものに厳密なエビデンスがあるわけではなく、コンセンサスが大きな比重を占めていることが分かります。通常、EBM においては、コンセンサスによる

基準はエビデンスレベルが低いとされていますが、HbA1c<7%という目標はDCCT研究のデータを背景にしたコンセンサスですので、エビデンスレベルは決して低くないと考えられます。

現行の教科書や文献を見ると、血糖コントロール目標はDCCTによるエビデンスによって決定されたと記載されていますが、実際にはエビデンスのみで決定されたわけではなく、コンセンサスが大きな役割を果たしています。しかし、今、改めてこれらの文献を読み直すと、彼らの行った解析法と解釈が必ずしも唯一無二というわけではなく、異なった解析法や解釈も可能であるように思います。

参考文献

1） DCCT Research Group. New Engl J Med 329:977-86, 1993.
2） DCCT Research Group. Diabetes 45:1289-98, 1996.

血糖コントロール目標 HbA1c<7%にエビデンスはあるか？（その2）

ここまで説明してきた通り、血糖コントロール目標はDCCTの研究成果を受けて決定されたわけですが、厳密にはDCCTのデータから直接的に導かれたわけではなく、DCCTのデータをベースにしたコンセンサスによって決定されたものです。今回は、DCCTの研究報告を批判的に読み直し、HbA1c<7%という血糖コントロール目標がどのような意義を有するか、あるいはどの程度の厳密性を有するかについて検証したいと思います。

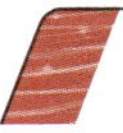

統計学的な視点からDCCTのデータを再検する

DCCTの研究グループは、log(HbA1c) vs log(R：合併症進行率)の間に直線的相関関係が存在し、HbA1cが高いほど合併症進行率が高く、HbA1cが低いほど合併症進行率が低いと結論しました。彼らが用いた対数回帰分析という方法は直線近似がうまくいかない場合によく用いられる方法です。では、この方法が最善であり、その結果は絶対的に正しいと言えるのでしょうか。統計学的な解析を行う場合、どのような方法が最善か、あるいは解析結果が何を意味するかは難しい問題ですが、DCCTの解析についてこれらの点について細かく検証してみたいと思います。

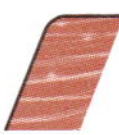

人数が少ないと誤差が大きくなる

最初にデータの誤差について考えます。DCCTのデータをよく見ると、Rに誤差が書き込んであることに気が付きます。対象とする患者グループが複数あれば、それらの平均と標準偏差(SD)を計算し、平均±SD でデータの信頼度を表現することができます。DCCT 研究グループは、患者を HbA1c の異なる 12 グループに分けて検討していますが、各グループにおける R は 1 つしかありません。では、この誤差は何を意味するのでしょうか。この誤差の意味が分かる方は、統計学についてかなり詳しい方だと思いますが、この誤差は統計学的なバラツキの推計値を示すものと考えられます。具体的に説明すると、対象者 N 人のグループが多数存在し、1 グループ当たり平均 n 人が発症するとします。この場合、各グループにおける発症者数は、平均は n 人になりますが、個々のグループは n 人を中心としたバラツキを示すことになります。N 人のグループから平均 n 人が発症する場合、多数の患者グループがあると仮定すると、その発症者数は二項分布という分布に従ったバラツキを示します。二項分布の場合、発症者数のバラツキの SD は

$$SD = [n(1-n/N)]^{1/2}$$

となります。この式はやや分かり難いですが、n が N に比し十分小さい場合（すなわち、n/N≪1 の場合）、

$$SD \fallingdotseq \sqrt{n}$$

で近似できます。通常はこの近似式で十分に誤差の見積もりができます。これで DCCT のグラフに書かれた誤差の意味が分かりましたが、これで即座に分かったということにはならないと思います。

そこで、DCCT のデータから各グループにおける具体的な合併症進行者数を計算してみましょう。各グループの合併症進行者数を算出するには、1 グループが 120 人ですから、

合併症進行者数(人)

＝合併症進行率(人/100 人・年)×120/100×観察年数(年)

という式で計算できます。計算結果は**表 3** のようになります。

このように具体的な人数を計算すると、網膜症進行者数はHbA1cの上昇と共に増加していますが、グループ1～5では進行者数が10人以下であることが分かります。通常、統計学的解析では人数が10人以下になると計算精度が急激に低下します。具体的な数字で考えると、120人中9人が発症すると仮定すると、n=9、SD=3となります。誤差の範囲は通常は±2SDになりますので、統計学的にはn=9±6というかなり大きなバラツキを示すことになります。nが大きくなるとSDも大きくなり、nが小さくなるとSDも小さくなります。ただし、相対的な誤差はnが大きくなると小さくなり、nが小さくなると大きくなります。このような誤差の大きさを考えると、グループ1～5の網膜症進行者数は誤差の範囲が重なり、統計学的に有意でない可能性が出てきます。腎症進行者数はグループ1～6で20人前後ですので、統計学的な精度は十分ですが、このグループ内ではHbA1cが上昇しても腎症の進行者数は変化していません。

このように具体的な数値を見た上で、改めて統計学的解析を行ってみましょう。まず、グループ1～5における網膜症進行者数の変化が統計学的に有意かどうかを検討します。このような場合、通常は$\chi 2$乗検定を行います。グループ1～5のデータを用いて$\chi 2$乗検定を行うと$p>0.05$となり、これらのグループ間には統計学的な有意差はありません（表4）。一

表3 DCCTの対象者をHbA1c値で12グループに分割した場合の各グループにおける具体的な合併症進行者数（筆者による私算値）

グループ番号	1	2	3	4	5	6	7	8	9	10	11	12
患者数	120	120	120	120	120	120	120	120	120	120	120	120
平均HbA1c（%）	6	6.5	6.8	7.1	7.3	7.6	7.9	8.3	8.7	9.2	9.9	11.1
網膜症進行者数	3	3	8	10	9	16	16	20	35	45	63	87
腎症進行者数	19	9	17	23	19	17	33	30	31	39	45	61

方、グループ 1～6 の網膜症進行者数のデータを用いてχ2 乗検定を行うと、$p<0.05$ となり、きちんと有意差が出てきます。グループ 6 の網膜症進行者数を見ると、一気に 16 人に増加していますので、ここから上は統計学的に有意に網膜症進行者数が増加しているようです。従って、HbA1c が 7.3～7.6%の辺りを超えると網膜症が増えると結論することができます。

腎症についても同じ検討を行います。腎症に関してはデータを見れば一目で明らかですが、グループ 1～6 の間には統計学的な有意差はありません（表 4）。グループ 1～7 のデータを用いてχ2 乗検定を行うと $p<0.05$ となり、グループ 7 から腎症進行者数が有意に増加していることが分かります。

これらのデータをまとめると、HbA1c が 7.6%を超えた辺りから合併症が増えると考えてよいことになります。従って、これらの解析経過からは概ね HbA1c<7.6%をコントロール目標とするのが一つの選択肢になります。このように解析すると、DCCT データから導かれる血糖コントロール目標は HbA1c<8%よりは厳しく、HbA1c<7.0%よりは緩くな

表 4　DCCT 研究の HbA1c<8%のグループにおける合併症進行者数の分布の有意差検定

グループ番号	1	2	3	4	5	6	7
患者数	120	120	120	120	120	120	120
平均 HbA1c(%)	6	6.5	6.8	7.1	7.3	7.6	7.9
網膜症進行者数	3	3	8	10	9	16	16
腎症進行者数	19	9	17	23	19	17	33

N.S.　$p<0.05$

ると考えられます。DCCT の研究グループは HbA1c が低ければ低いほど合併症が減少すると結論しましたが、解析法を変えると同じ結果にはなりませんでした。

このように解析法を変えたところ異なった結果が得られましたが、何が問題なのでしょうか。この問題を考えるため、HbA1c と R に関する対数回帰分析の誤差について検討します。合併症発症者数の誤差が明らかになりましたので、回帰分析の考え方も少し変化します。合併症進行者数を n、対象者数を N、観察期間を T とすると、R(合併症進行率)は

$$R=n/N/T$$

となります。計算経過を分かりやすくするため

$$S=\log(R)$$

とします(log(R)を S と表記するという意味です)。ここで、n に Δn の誤差がある場合、S にどのような誤差が発生するかを計算しましょう。数学と統計数学に関する知識が少し必要ですが、S の誤差を ΔS とすると、

$$\begin{aligned}\Delta S&=\log\{(n+\Delta n)/N/T\}-\log(n/N/T)\\&=\log(1+\Delta n/n)\end{aligned}$$

となります。一般に $x \ll 1$ の場合、$\log(1+x) \fallingdotseq x$ となりますので、$\Delta n/n \ll 1$ の場合、ΔS は

$$\Delta S \fallingdotseq \Delta n/n$$

となります。DCCT 研究の論文にもこの誤差について言及されており、log(n)の誤差は 1/n に比例すると記載されていますが、実はこれは正しくありません。Δn が一定であれば log(n)の誤差は 1/n に比例しますが、上に述べたように二項分布の誤差は$\sqrt{n}$になりますので、ΔS は

$$\Delta S \fallingdotseq 1/\sqrt{n}$$

になるのが正しい関係になります。いずれにしろ、n が小さくなると S の誤差が大きくなります。

このような誤差を考えた上で、対数回帰分析の結果を見てみましょう。回帰分析を行う際にデータの精度や誤差について考えることはあまりないと思いますが、通常の回帰分析はｙ軸のデータの誤差が全領域で一定であることが前提になっています。ｙ軸のデータの誤差が一定でない場合は、誤差の大きさを考えた重み付き回帰分析という方法を用いることが必要になります。改めて、DCCT の研究グループの報告を見ると、対数グラフの回帰直線の信頼域の幅（実線と上下の破線の離れ方）が左右対称になっています（図 16A 参照）。このように回帰直線の信頼域の幅が左右対称になるのは誤差が一定であると仮定した場合の結果です。log(n)の誤差が$\sqrt{n}$ に反比例することを考えると、図 16B に示すように信頼域の幅は HbA1c 高値の領域で狭く、HbA1c 低値の領域で大きくなります。従って、回帰直線の信頼度は HbA1c<8%の領域ではかなり低下し、HbA1c が低いほど R が低いとは言えない可能性があります。

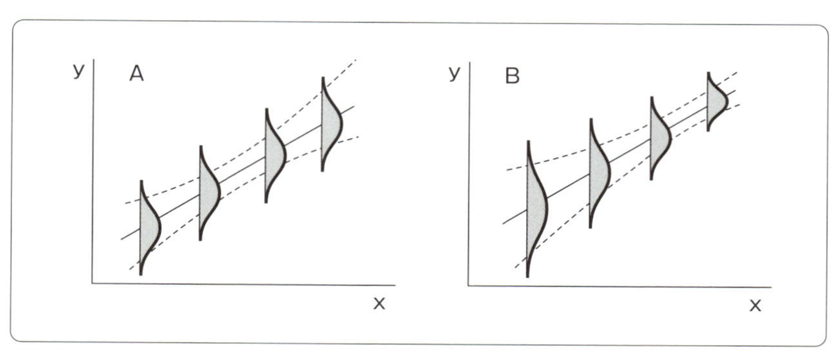

図 16 回帰分析を考えるためのグラフ（黄色い山形のカーブは回帰直線の誤差の大きさを表す）。A：誤差が一定の場合、B：誤差が一定でない場合。実線（黒）：回帰直線、破線（赤）：回帰直線の 95%信頼域

回帰分析に伴うエラー

次に、回帰分析によって何が分かるかという根本的な問題について考えます。DCCT の研究グループは対数回帰分析の結果から、HbA1c に閾値は存在しないと結論しました。では、回帰分析で有意な結果が出たらその回帰直線が正しいと結論できるのでしょうか。通常は、このようなことを問われることはないと思いますが、ここでは重要な問題ですので、詳しく述べたいと思います。

変数 x と y に関するデータを用いて回帰分析を行う場合、通常は棄却検定という方法で検定します。一般に医学研究では単回帰分析を行う場合が多いと思いますので、単回帰分析について考えます。単回帰分析の場合、x-y 間に直線的関係が存在すると仮定して、その相関係数を計算します。次に、「x-y データ間に相関がない」と仮定し、相関がないにも関わらず、偶然、今計算した相関係数より大きな相関係数が得られる確率を計算します。この確率が 5%未満であれば「x-y データ間に相関がない」という仮定を棄却し、相関が存在すると判定します。ここで注意すべきは、棄却検定を行うに当たって最初に x-y 間に直線的関係が存在すると仮定することです。問題は、この直線的関係というのは解析の前提であって、解析の結果ではないということです。統計学的に有意であったとしても、「x-y 間に相関関係がない」という仮定を棄却しただけで、「x-y 間に直線的相関関係がある」と積極的に証明したわけではありません。x-y 間には直線以外にいろいろな関数関係が存在する可能性がありますが、似たような関数関係であれば、直線以外であっても統計学的に有意になる可能性があります。

DCCT の研究グループの解析について改めて考えてみましょう。彼らは初め、HbA1c vs R の関係を調べ、両者の関係は直線的でないと結論しました。続いて両者を対数変換し、log(HbA1c) vs log(R)の関係を調べ、両者間に直線的関係があると結論しました。その結果、HbA1c が低いほど R が低くなり、HbA1c に閾値は存在しないと結論しました。統計学的な原理にさかのぼって考えると、この結論は HbA1c が低いほど R が低くなるようなモデルを用いて解析したからであって、モデル自体は統計学的な解析結果から導かれたものではありません。

ではどのようなモデルを用いるのが最善なのでしょうか。直線的モデル、対数的モデル、多項式モデル、などいろいろなものが考えられますが、どのモデルを選べばよいのでしょうか。一つの考え方として、いくつかのモデルを比較し、p が最小になるモデルが最善ではないかという考え方があります。しかし、統計学的にはこの考えは間違っています。例として、多項式近似や多変量解析を行う場合を考えると、項目数を増やせば増やすほど p 値が必ず小さくなります。この場合、項目数の増加とともに p 値が小さくなっても、モデルが複雑になっただけモデルとしての有用性は低下していきます。どのようなモデルを使うかは非常に重要な問題ですが、適切なものを選ぶ方法に関する統計学は確立されていません。どのようにして最適なモデルを選ぶかというのはなかなか難しい問題で、通常は研究者の選択に任されています。このモデルの選択を見ると、その研究者の力量とセンスが分かります。

低血糖リスク

次に、低血糖リスクについて考えます。血糖コントロールに関するリスクには、高血糖に伴うリスクと低血糖に伴うリスクがあります。両者を合計した総合リスクが最小になる HbA1c が最良のコントロール目標になると考えられます。DCCT 研究グループの解析による HbA1c vs R の関係は高血糖リスクに関する関係式ですので、DCCT をベースにした HbA1c <7%という血糖コントロール目標は高血糖リスクのみを考えて決定された基準であると言えます。DCCT 研究では低血糖による重篤な合併症はほとんど出ませんでしたので、血糖コントロール基準を決めるのに低血糖リスクは重大な障害であるとは考えられませんでした[1)]。DCCT 研究の成果が発表された直後の時代は、糖尿病合併症を抑制するために「多少の低血糖を起こしても、できる限り HbA1c を正常化するべきだ」という意見が多数であったように思います。しかし、その後の多くの研究で、重篤な低血糖は心血管疾患や脳機能障害を起こすことが分かり、血糖コントロールに対する考え方は「できる限り低血糖を避けながら、可能な限り HbA1c を正常化する」と変化しました(図 17)。DCCT 研究で、低血糖による重篤な合併症がなかったのは対象者が若かったためだと思われますが、長期に低血糖を繰り返した場合の危険性に関しては数十年単位の調査が必要かも知れません。

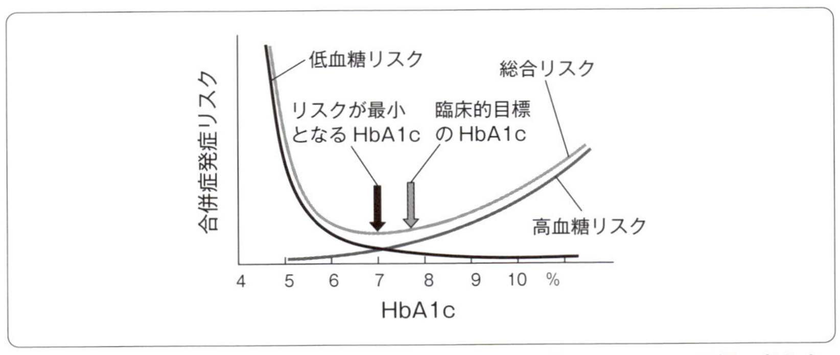

図 17 高血糖リスク、低血糖リスク、総合リスクと血糖コントロール目標の考え方

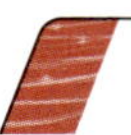

血糖コントロールの実現可能性と負担

次に個々の患者の血糖コントロールの実現可能性と負担について考えます。DCCT 研究の患者の血糖コントロール状態は、強化療法群では平均7%、従来療法群では平均9%でした。しかし、実際の両群の HbA1c の分布は、図18に示すように大きなばらつきを示し、HbA1c の分布の標準偏差（SD）は強化療法群では約1%、従来療法群では約1.5%でした[2)]。これらの分布の幅の広さを考えると、目標 HbA1c を約7%未満とすることに妥当性があっても、その精度はあまり良くありません。工学系では、7%と書く場合は誤差が±0.5%であり、7.0%と書く場合は誤差が±0.05%と考えるのが常識ですが、HbA1c のバラツキを考えると、7.0%と書くような厳密性はないように思えます。

もう一つの問題として、血糖コントロールに要する負担の問題があります。DCCT 研究では強化療法を行う対象者に対し、徹底した管理体制が

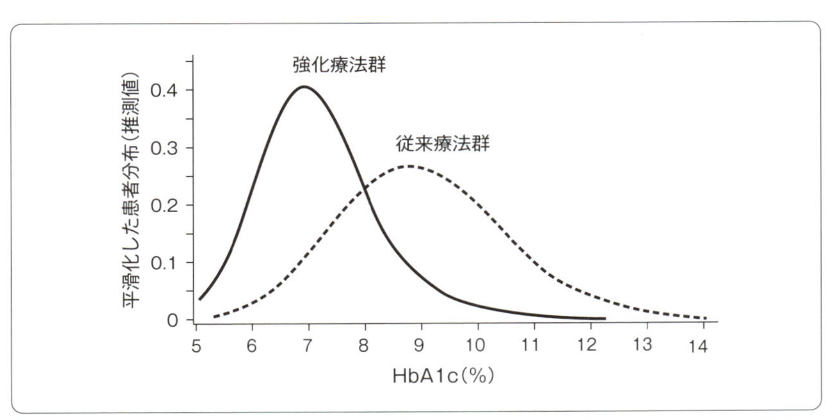

図18 DCCT 研究における強化療法群と標準治療群の HbA1c の分布（文献5より引用、一部改変）

構築されましたが、このような徹底した管理体制を全ての患者に適応するのは現実には困難であると想像されます。このことはDCCT研究に続くEDIC研究を見ればよく分かります[3]。EDIC研究はDCCT研究の終了後、強化療法群、標準療法群の双方の患者に対する治療法の制限を撤廃し、希望する患者すべてに強化療法を行い、DCCT研究終了後の血糖コントロール状態と糖尿病合併症の推移を観察したものです。EDIC研究による長期の観察の結果、DCCT研究で強化療法を行った患者ではいつまでも合併症の進行率が少ないという結果が得られ、強化療法の有効性が改めて確認されました。

このDCCT/EDICの研究期間におけるHbA1cの推移を見ると、図19のようになっています。EDIC研究期間におけるHbA1cは、強化療法群であった者も従来療法群であった者もともに一旦8%前後になり、その後、徐々に低下し、最終的に7.6%前後に落ち着いています。EDIC期

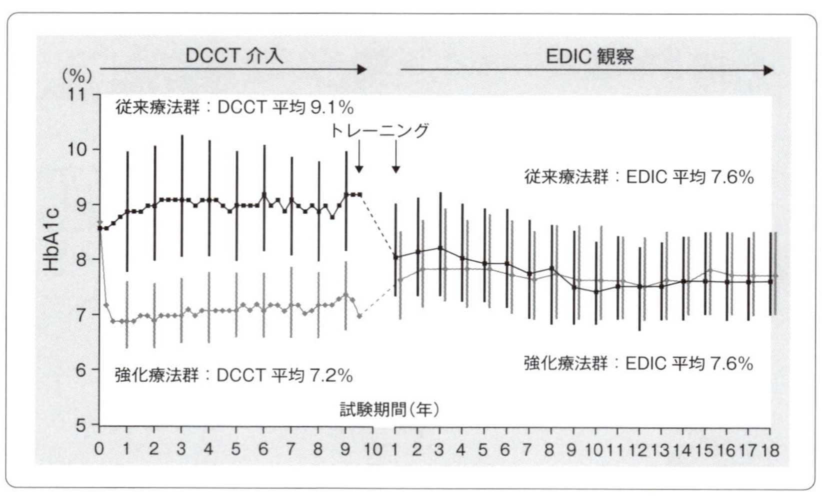

図19 DCCT/EDICにおけるHbA1cの推移(文献3より改変)

間における HbA1c のバラツキを見ると、SD は 0.8～1.0%であったようですので、長期に渡って HbA1c<7%を維持するのは簡単ではなく、7～8.5%ぐらいの血糖コントロールが現実的であったと考えられます。

注意すべきは、この血糖コントロール状態は HbA1c<7%を標準的な血糖コントロール目標とすることで達成された結果であって、この結果をもって直ちに血糖コントロール目標を HbA1c<8%に変更してもよいと言うことにはなりません。もし、血糖コントロール目標を HbA1c<8%としていたら、血糖コントロールはもっと悪化していた可能性があります。血糖コントロール目標をどのように設定するかは、単にデータを解析すれば結果が得られるというものではなく、患者の行動様式や達成可能性、低血糖の問題、使用薬剤の種類など、多数の要件を考えて総合的に決定しなければならない問題だと言えます。

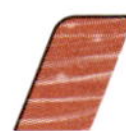

HbA1c の個人差

DCCT および EDIC 研究を振り返りながら血糖コントロール目標として HbA1c をどのように設定すべきかについて検討してきました。ここまで検討すればHbA1cに関する主要な問題は出尽くしたように思えますが、実は HbA1c にはまだ非常に大きな問題が残っています。それは HbA1c の個人差です。DCCT/EDIC の解析やこの解説で行った解析は全て HbA1c の個人差を考慮していません。HbA1c の個人差を考えると、これらの解析や解釈に対し非常に大きな問題が発生します。

HbA1c の個人差の大きさに関しては、本書で詳しく述べてきましたが、HbA1c 値には最大約 20%の個人差があります。分かりやすく述べると、平均血糖 150mg/dL の場合、平均的 HbA1c は 7%になりますが、個人差により実際には6〜8%という大きなバラツキを示します。本来の値よりHbA1cが高値になる症例をhigh glycator、低値になる症例をlow glycatorと言いますが、このようなhigh glycatorやlow glycatorの存在を考えると、上に述べてきた内容を大きく書き換えなければならない可能性が出てきます。

問題の第1は、患者のHbA1cを見て、単純に血糖コントロール状態の良し悪しを判定してはいけないことです。各患者の血糖コントロール状態を正確に判定するためにはHbA1cの個人差を補正しなければなりません。

第2の問題は、過去の臨床試験がhigh glycatorとlow glycatorの存在を考慮していないことです。DCCTデータを見ると、従来療法群あるいは強化療法群のHbA1cは大きく分散していますが、HbA1c低値の患者にはlow glycatorが多く、HbA1c高値の患者にはhigh glycatorが多かったという可能性があります。このような可能性を考えると、DCCTのデータに大きなバイアスが含まれている可能性があります。DCCT/EDICだけではなく、これまでに行われた大多数の臨床試験でHbA1cの個人差に関する調査は行われていませんので、改めて個人差を考慮に入れた臨床試験を行わない限り、これらの問題に対する答えを得ることはできません。

まとめ

現在のHbA1c<7%という血糖コントロール目標はDCCT研究の成果を受けて決定されたものですが、細かく検討するとDCCTの研究成果の中に明らかなエビデンスがあるわけではなく、基本的にはコンセンサスで決定されたことが分かります。今、改めてHbA1c目標

値を定めた頃の学会の雰囲気を振り返ると、医学会に EBM という考え方が導入され、多くの学会で EBM に基づく診療ガイドラインが作成された時代でした。しかし、当時はまだ現在のように多数の臨床試験が行われていたわけではありませんでしたので、数少ない臨床試験の結果を用いてガイドラインを作成せざるを得ませんでした。その後、多数の臨床試験が行われ、多岐に渡る成果が得られています。また、HbA1c に大きな個人差があることも明らかになっています。2018 年に米国内科学会から「妊婦を除く成人 2 型糖尿病の薬物療法による HbA1c 目標値を 7～8%とする」という報告がなされ[4)]、大きな反響を呼びましたが、これらを考えると、血糖コントロール目標をどのようにするかについて、改めて検討を行うべき時期が来ているのではないでしょうか。大事なことは、上記のような多数の問題点を加味した上で、徹底した討論を行うことではないかと思います。

参考文献

1） DCCT Research Group. Diabetes 46:271-86, 1997.
2） DCCT Research Group. Diabetes 44:968-83, 1995.
3） Nathan DM, et. Diabetes 62:3976-86, 2013.
4） Oaseem A, et al. Ann Intern Med 168:569-76, 2018.

おわりに

この書籍は日経メディカル Online で 2020 年 1 月から 2022 年 2 月までに連載されたコラムをまとめたものです。当時日経メディカルの副編集長だった加藤勇治さんが数理糖尿病学に関する取材で来院された際、「はじめに」にまとめたような話をしたところ、コラム化を打診されたものです。改めて、加藤さんにお礼を申し上げます。

数理糖尿病学の研究を進めるには、工学の知識に加えて医学研究ができ、さらに糖尿病の臨床が分かっている必要があります。そのため 1991 年以降、日本糖尿病学会の学術集会などで研究成果を発表してきましたが、研究が進むと共に学会での反応が悪くなっていく中での連載開始でした。

日経メディカル Online のコラムは医療者向けではありましたが、糖尿病の患者さんにも一部読んでいただけたようで、数理糖尿病学の考え方を用いることで、それまで計算が合わなかった検査結果が合うようになった、血糖コントロールが良くなったとの声が上がってきたようです。それを受けて日本糖尿病協会の月刊誌「さかえ」にも日経メディカルのダイジェスト版のような記事を連載させていただいたり、日本糖尿病学会が学術集会と共に年 1 度実施している「糖尿病学の進歩 2023」の「臨床医が知っておくべき糖尿病の基礎」というセッションで講演をさせていただいたりするまでになりました。この講演でいよいよ数理糖尿病学という研究分野が芽吹きつつあるところまで来ていました。

そんな 2023 年の 7 月末、私は趣味のハイキングで不覚にも道を踏み外し、崖を 20m ほど滑落。運よく骨折はしませんでしたが、頸髄損傷による四肢麻痺が残ってしまいました。そのため、講演活動などはもちろん、これ以上研究を進めるのも難しい状況です。ただ、幸か不幸か、今回の書籍でまとめたものを読めば、数理糖尿病学に関する基本的な部分については全て把握できると思います。

2024 年 11 月　　田原保宏

●著者略歴

田原保宏（明舞中央病院院長）

1967 年東京大学工学部卒業、72 年同大学院修了。富士通研究所に勤務後、77 年大阪大学医学部に編入。81 年同卒業後、大阪大学老年科を経て 90 年から明舞中央病院、2009 年同院長。HbA1c、グリコアルブミンを中心に数学的手法を用いた糖尿病の臨床研究を展開。

HbA1c の読み方

ヘモグロビンエーワンシーのよみかた

数理糖尿病学のすすめ

2025 年 1 月 20 日　初版第 1 刷発行

著　者　田原保宏
発行者　田島健
発　行　株式会社日経 BP
発　売　株式会社日経 BP マーケティング
〒 105-8308 東京都港区虎ノ門 4-3-12
デザイン・制作　明昌堂
印刷・製本　TOPPANクロレ株式会社

ISBN　978-4-296-20680-3

● 本書籍に関するお問い合わせ、ご連絡は下記にて承ります。
https://nkbp.jp/booksQA